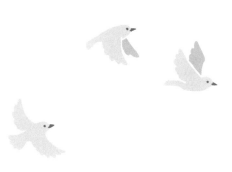

空に
かかる
はしご

The Ladder in the Sky

天使になった
子どもと生きる
グリーフサポートブック

はじめに

　お子さんを見送られたご家族のお話をうかがいながら、悲しみとともにあることは同じでも、その体験はそれぞれことなることを感じました。その中で考えたことは、ご家族をそのまま受けとめてくれる誰かがいること、見守ってくれる人がいること、ありのままの気持ちを表出し、想いを重ねあわせられることこそが大切なのではないかということでした。

　この本は、"ひとりじゃない"と思えるような冊子があればというご家族の声をきっかけにつくることになりました。一人ひとりの悲しみに寄り添えるように想いを込めてつくりました。

　1部では、お子さんとの大切な思い出を通して、ご家族のかけがえのない物語をうかがわせていただきました。そして天使になったお子さんとご家族の背景として、小児医療環境や子どもの死因についてまとめました。2部では、お父さんやお母さん、おばあちゃん、きょうだい児さんから大切なお子さんへの想いや体験談を寄せていただきました。そして3部では、子どもたちに関わってこられた専門家の人たちからメッセージを寄せていただき、最後に、喪失による悲嘆について私の感じるところを書かせていただきました。

たくさんの皆さんの想いが詰まった本になりましたので、それぞれのタイトルの下や巻末にあるお子さんとご家族の情報を手掛かりに、ご自分のお気持ちに添うときに、少しずつ、ゆっくり想いを重ねていただければと思います。

　お話をうかがったお母さまが、小さくして子どもが亡くなり、もうこれ以上、思い出が増えないと思うと悲しかったけれど、子どものことを知ってもらって、つながりができて、子どもとの思い出がまたひとつ増えたことが嬉しいとお話ししてくださいました。
　私たちも24人の子どもたちに出会えたこと、それぞれのご家族の想いにふれ、お子さんを通してつながらせていただけることに、感謝でいっぱいです。

　この冊子が、悲しみの中にある方に、少しでも寄り添うことができれば幸いです。また、専門職や一般の方にも手にとって、想いを重ねていただけることを願っています。

濵田 裕子

目次

はじめに ———— 04

1部 かけがえのない物語

天使になった子どもたちの思い出のもの ———— 09

りくとくんのママがつくった絵本 ———— 12

こうちゃんのベッドメリー ———— 14

まほちゃんのちいさな肌着 ———— 16

ひなちゃんの院内おでかけセット ———— 18

うたちゃんと見上げた桜の花 ———— 20

あらしくんのベビーチェア ———— 22

たっくんのお兄ちゃんのジャケットの刺しゅう ———— 24

あっくんがもらった帽子と折り紙 ———— 26

ゆずくんのウルトラエッグ ———— 28

そうちゃんのマウンテンバギー ———— 30

しゅんくんのお気に入り絵本 ———— 34

だいすけくんの兜と着物 ———— 36

こうすけくんの一行日記 ———— 38

りゅうちゃんのおさるのぬいぐるみ ———— 40

ななちゃんのタオルのタグ ———— 42

もなちゃんに見せたかった星空 ———— 44

だいちゃんが描いた恐竜の絵 ———— 48

ひろくんがつくった紙粘土と色紙のごちそう ———— 50

るかちゃんといっしょにおでかけ ———— 52

かこちゃんのミュージックプレイヤー ———— 54

ひろしくんの弟がすくってきたメダカ ———— 56

天使になった子どもたちのこと ———— 60

2部 虹色のなみだ

ご家族による手記／子どもたちへのお手紙 ———— 73

大好きなるかちゃんへ ———— 74

詩ちゃん ありがとう ———— 78

天使ママとして りぃちゃんと共に過ごしてきた 7 年間 ———— 82

大切な人 ———— 86

【mon ami】私の愛する人 ———— 88

にぃに ありがとう ———— 92

ナナとママは ずーっと一緒だよ♡ ———— 96

たしかなこと ———— 100

虹の向こうに ———— 104

りゅうちゃんへ ———— 108

大ちゃんへ ———— 109

いつも いつまでも傍に ———— 110

「三線の花」に見送られて ———— 114

『こう』が教えてくれたこと ———— 118

3部 大切な あなたへ

命を支えた仲間たちより／悲しみとともに ———— 123

天使ママたちの座談会 ———— 144

書籍紹介 ———— 152

参加してくれた子どもたち ———— 158

編集後記 ———— 162

かけがえのない物語

天使になった子どもたちの思い出のもの

天使になった子どもたちのこと

空のうえから　見守ってくれているかと思ったら

いつのまにか　そばにいて

見えない手で　あたまをなでてくれる

聞こえない声で　ささやいてくれる

空にかかる　はしごをかけおりて

いつもの窓辺に　きみが

はしゃぐ子どもたちの中に　きみが

桜の木を見上げて　きみが

手をつないで歩いた道に　きみが

なんだ　こんなところに　いたんだね

きみを感じて　きみと生きる　そのときを紡いで

かけがえのない　物語はつづく

絵本をひらいて

いつか生まれてくる妹か弟に見せてあげたい。

あなたのお兄ちゃんの物語。

扉をひらけば、いつでも会える。

生まれたときの喜びも、

当たり前でかけがえのない日々も、

天使になった朝の悲しみも、

終わることのない愛おしい気持ちも、

いつまでも、ここにある。

りくとくんのママがつくった絵本 [1歳3ヵ月／旅立ちから6年]

りくとくんがお腹に宿ったときからの思いを綴り、思い出の写真を貼ったり、かわいい絵を描いてママがつくった絵本。その後に生まれた妹さんは、いつかこの絵本の中で大切なお兄ちゃんに会えることでしょう。

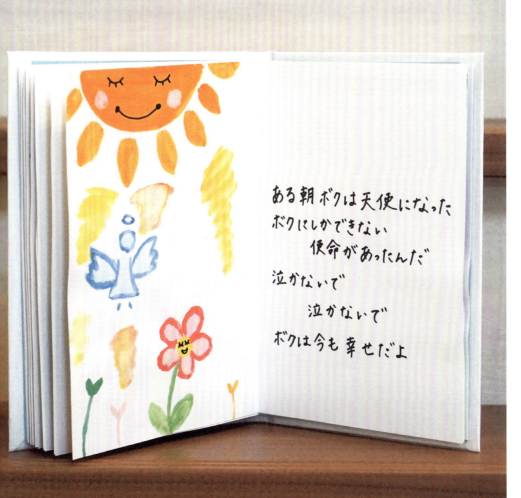

ある朝 ボクは天使になった
ボクにしかできない
　　　使命があったんだ
泣かないで
　　　泣かないで
ボクは今も幸せだよ

青空とベッドメリー

にこにこ顔の動物たちが追いかけ合うメリーに
「ほーっほーっ」と感嘆の声をあげて。

窓から見える青空に
まぶしそうに目をぱちぱちさせて。

そこに居てくれるだけで、
いつも幸せにしてくれたかわいいこうちゃん。

見えなくなった今も、
悲しいときに頭をなでてくれる愛しいこうちゃん。

こうちゃんのベッドメリー ［6ヵ月／旅立ちから4年］

病気を持って生まれたこうちゃん。日々のケアをマスターしたお母さんと、みんなを
幸せにするためにお家に帰り、お空への旅立ちまでを過ごしました。愛に包まれていた
こうちゃんの見た世界は楽しくて美しかったことでしょう。

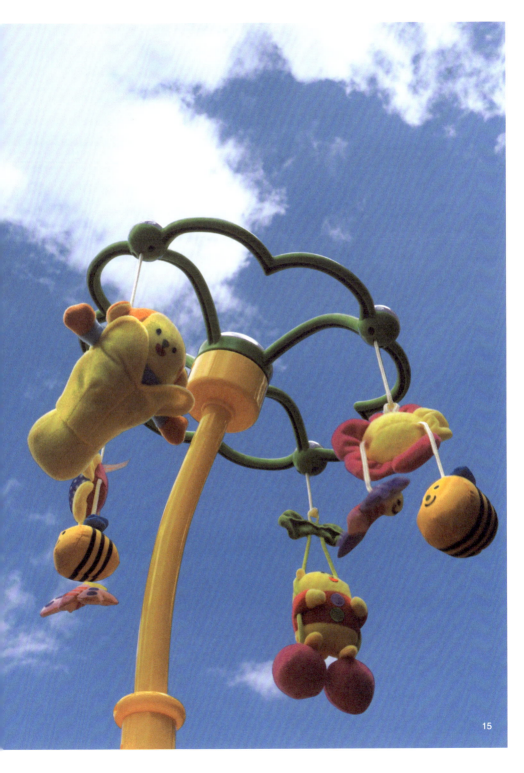

15

いつか お空で

着せてあげられなかった、ちいさな肌着。
これでもまだ大きいくらい、
ちいさなちいさな まほちゃん。

思い出がないことが思い出。
してあげられなかった、たくさんのことが思い出。

「いつかお空で育ててあげたい」
「いつかお空で遊んであげたい」

生きることも、死ぬことも、もう怖くない。
いつか会えるその日まで、空を見上げて生きる。

まほちゃんのちいさな肌着 ［5ヵ月／旅立ちから4年］

424gで生まれた まほちゃん。同じように超低出生体重児で生まれたお姉ちゃんは、成長して今はもう1年生。いつも妹の存在をお空の上や、すぐそばに感じているそう。旅立ちの後、まほちゃんは初めてお家に帰り、たった一晩だけど家族4人で過ごすことができました。

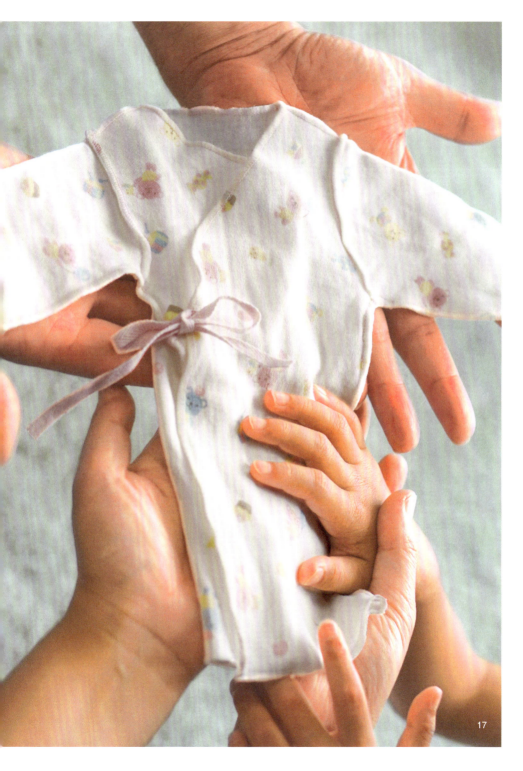

おでかけ ポシェット

「お家に帰りたい」

「ママのごはんがいい」

ちいさな願いも叶えてあげられなくて、

「もっと優しくしてあげればよかった」

悔やむ気持ちはあったとしても…。

かわいいポシェットをさげて、

ちいさな楽しみを探した病院での日々も、

やっぱりかけがえない。

ひなちゃんの院内おでかけセット ［3歳11ヵ月／旅立ちから2年3ヵ月］

突然の搬送で始まった、家から遠く離れた病院の閉ざされた病室での母娘の日々。

おしゃれなひなちゃんがやっと病室から出られるときに持ち歩いたポシェットは、

そんな日々の中でのささやかな楽しみを伝えています。

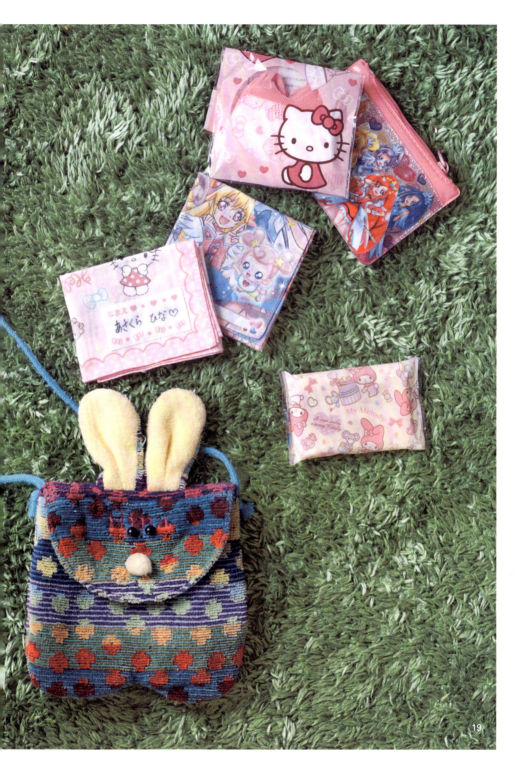

あの日の桜

満開の桜の下。はじめての風。

陽のひかり。家族の笑顔。

こんな幸せな時間が待っているなんて。

生まれてきて、よかったね。

家族の想い、めぐり合わせと奇跡が

うたちゃんに、未来をくれた。

いっしょに生きる幸せを

教えてくれた、うたちゃんが

今ここにある、未来をくれた。

うたちゃんと見上げた桜の花 [3歳1ヵ月／旅立ちから6年9ヵ月]

病院の庭でのお花見も、うたちゃんには大冒険。生まれてくることさえ難しいと言われたうたちゃんの生きようとする力、家族の生きていてほしいという想いが叶えた奇跡でした。うたちゃんがくれた幸せは、今のみんなを優しく強くしてくれています。

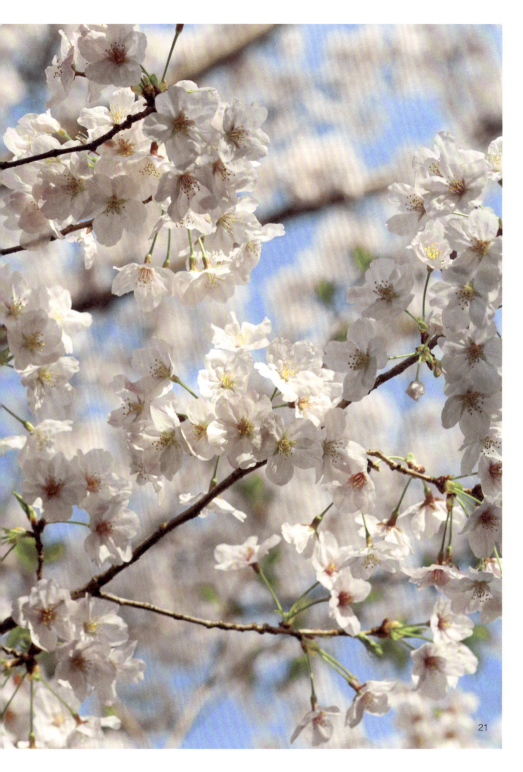

ここにいるよ

かわいいかわいい自慢のあらピー。

もう一度、天使みたいな笑顔が見たくて、涙が出る。

だけど、お母さんは、お兄ちゃんに心配かけないように、

お兄ちゃんは、お母さんが悲しみ過ぎないように、

お父さんは、家族みんなのために、

どうにかこうにか、がんばっている。

あらピーはみんなを見ながら、きゃっきゃと笑って、

カエルのおもちゃを鳴らしているのかな。

あらしくんのベビーチェア [1歳3ヵ月／旅立ちから1年]
心臓の病気だったあらしくんは、入院していることが多かったけど、家に帰ったとき
はこのチェアで遊んでいました。今でもカエルのおもちゃが突然鳴ることがあり、
「あらピーいるの？」と家族で顔を見合わせるそうです。

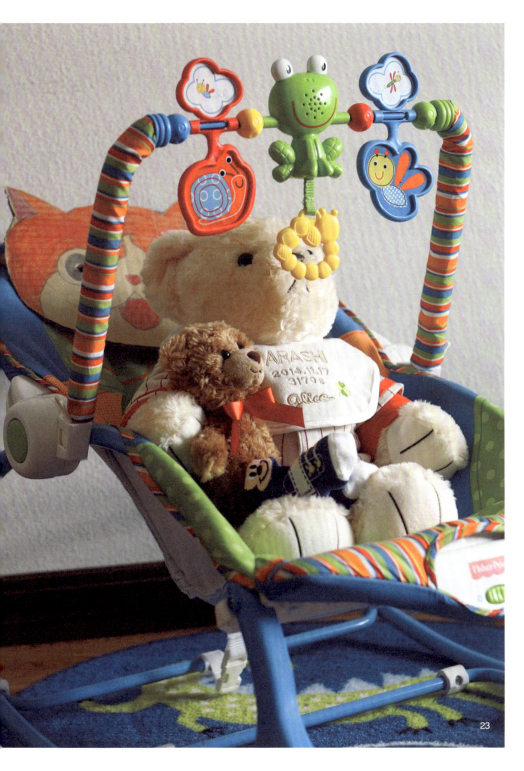

ソバニイルヨ ダイジョウブ

入院して病気と闘う、3兄弟の末っ子たっくん。

1番上のお兄ちゃんは
2番目のお兄ちゃんを連れて遊びに行ったり、
優しく面倒をみてくれました。

保育園に通っていた2番目のお兄ちゃんは
まだちいさくて涙がこらえられないことも…。

そんなお兄ちゃんたちに、お守りを。

ソバニイルヨ　ダイジョウブ

離れている家族をつなぐ、ママの祈りの言葉。

たっくんのお兄ちゃんのジャケットの刺しゅう［2歳3ヵ月／旅立ちから5年8ヵ月］
生後7ヵ月で入院し、旅立ちまでに家に帰れたのは1ヵ月ほど。兄弟が病室に入れた
のは「もうだめ…」と言われてからの数ヵ月だけ。たっくんとママは無菌室から出ること
ができず、家族はなかなか会えなかったけど、みんな精一杯にがんばりました。

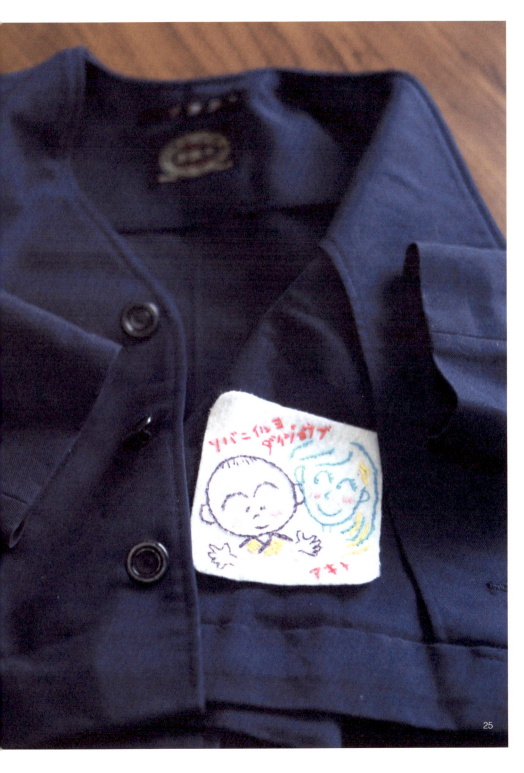

幸せの ありか

ちいさな命を救うため、

最善を尽くしてくれる先生たち。

ちいさな命を守るため、

手をとってくれる看護師さんたち。

ちいさな命を愛しんで、

ほほえんでくれる家族や友だち、町の人たち。

たくさんの人の優しさを引き出して、

幸せのありかを教えてくれた、あっくん。

あっくんがもらった帽子と折り紙 ［7ヵ月／旅立ちから1年］

穏やかに眠る、あっくんの必需品の帽子と、看護師さんがくれたこどもの日の飾り。あっくんは人工呼吸器をつけた赤ちゃんでもお家で暮らせる前例をつくった開拓者。あたり前の幸せに気づかせてくれた大きな大きな存在です。

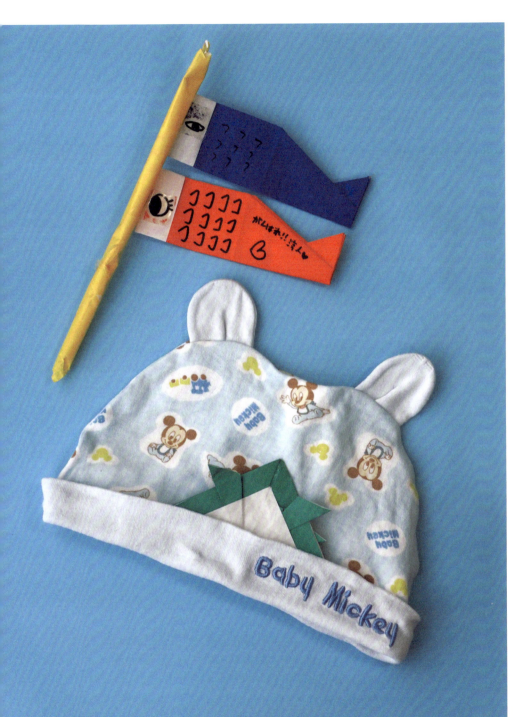

怪獣たちのタマゴ

目が見えなくなっても、

「これじゃないよ」と触って探り当てた怪獣のタマゴ。

ゆずくんがお空に連れて行ったお気に入り。

同じものを、また手に入れたよ。

ゆずくんは、ここにいっしょに

生きていたことを忘れないで。

みんなも、ゆずくんのことをずっとずっと忘れない。

お互いを思うことで、いつも結ばれている。

ゆずくんのウルトラエッグ [5歳1ヵ月／旅立ちから2年6ヵ月]

ママには甘えん坊なのに、検査や治療のときには我慢強い姿を見せていたゆずくん。
パパが買ってきてくれたウルトラマンの本とおもちゃを気に入って、いつも歌いながら
遊んでいました。お空とこの場所を繋いでくれる大切なアイテム。

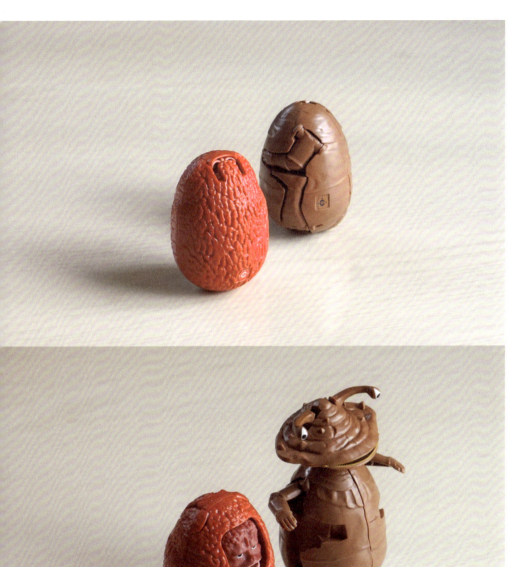

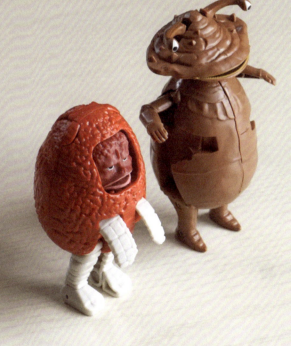

笑顔を届けに

学校へ、笑顔を届けに。

お友だちの名前を聞きに。

給食の匂いを嗅ぎに。

プールに、タワーに、公園に。

新幹線に乗って長野のおじいちゃんたちに会いに。

風を感じて日々を謳歌したそうちゃんの、

ご自慢のマウンテンバギー。

そうちゃんのマウンテンバギー [7歳9ヵ月／旅立ちから1年]
いつもニコニコのそうちゃんは学校の「笑顔を届ける係」。そんなそうちゃんの愛用品、
ニュージーランドからやってきたマウンテンバギー。丈夫で使いやすくてかっこいい！
同じような病気の子のために寄付されて、今も活躍中です。

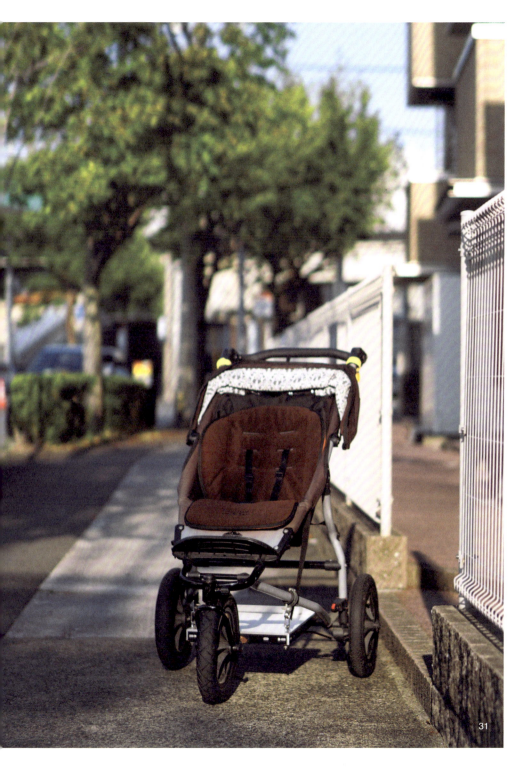

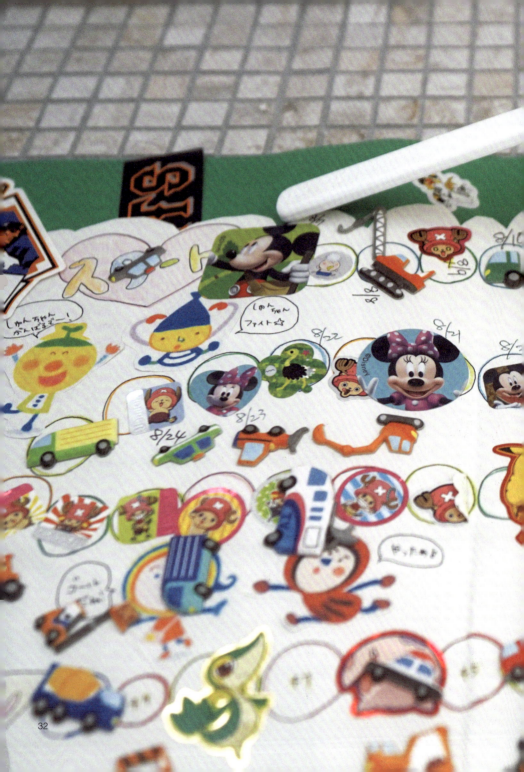

32

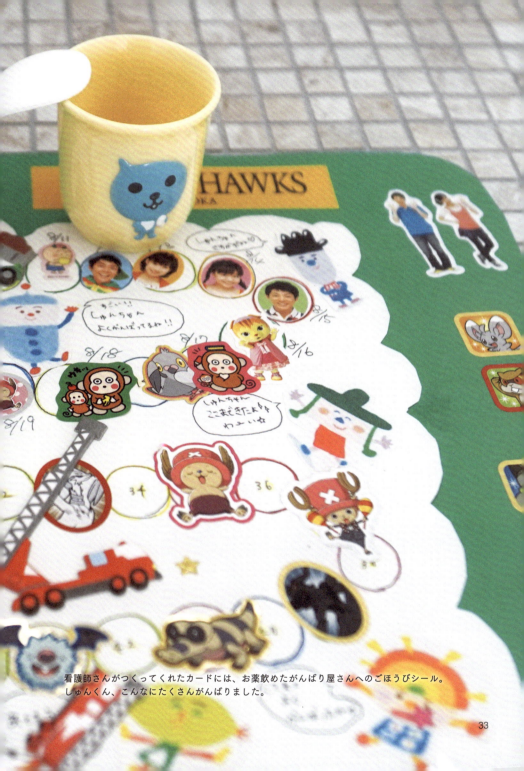

看護師さんがつくってくれたカードには、お薬飲めたがんばり屋さんへのごほうびシール。
しゅんくん、こんなにたくさんがんばりました。

33

物語はつづく

最後には大きくなる一寸法師を見て、
自分も大きくなりたいって思っていたのかな。

花を咲かせて、形を変えて生きるものたちに、
自分の命を重ねていたのかな。

同じ本ばかり、毎日毎日繰り返した寝る前の読み聞かせ。
もっともっと続けたかったね。

今も届く、しゅんくんの思い。
しゅんくんが与えてくれるもの。
大切に受け取って、
しゅんくんがいたこの場所に生き続ける。

しゅんくんのお気に入り絵本 [3歳2ヵ月／旅立ちから5年]
いつも眠る前に決まって読んでいた昔話の絵本。お母さんは時々広げて、今はお空にいる
しゅんくんの気持ちを受け取ることがあるそうです。気づきや出会い。しゅんくんは
今でもお母さんや周りの人たちにたくさんのものを与えてくれています。

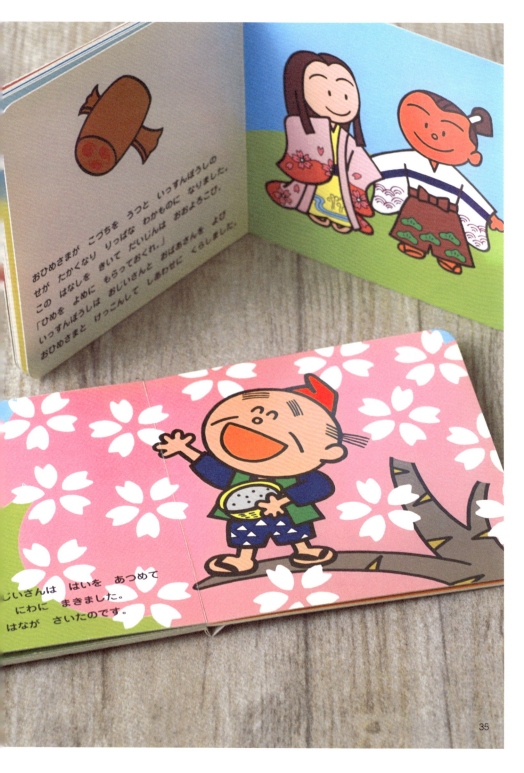

おひめさまが こづちを うつと いっすんぼうしの
せが たかくなり りっぱな わかものに なりました。
この はなしを きいて だいじんは おおよろこび、
「ひめを よめに もらっておくれ。」
いっすんぼうしは おじいさんと おばあさんを よび
おひめさまと けっこんして しあわせに くらしました。

じいさんは はいを あつめて
にわに まきました。
はなが さいたのです。

ちいさな兜

兜はかぶれるタイプにしたよ。

パパが選んだんだ。

ちいさなきみにぴったりだ。

凛々しくて、よく似合ってる。

あの日、きみがここで、一度きり迎えた端午の節句。

シャッターを切り損ねたけど、

きみは確かに、笑ったんだ。

だいすけくんの兜と着物 ［1歳5ヵ月／旅立ちから8年4ヵ月］

だいすけくんは1222gで生まれ、NICU＊で過ごしました。少しずつ大きくなる姿を見逃さ
ないように、ママは毎日会いに来て成長を綴り続け、パパもできる限り家族のことを優先
しました。だいすけくんがかぶった立派な兜は、今でも端午の節句にお家に飾っています。

＊ 新生児集中治療室

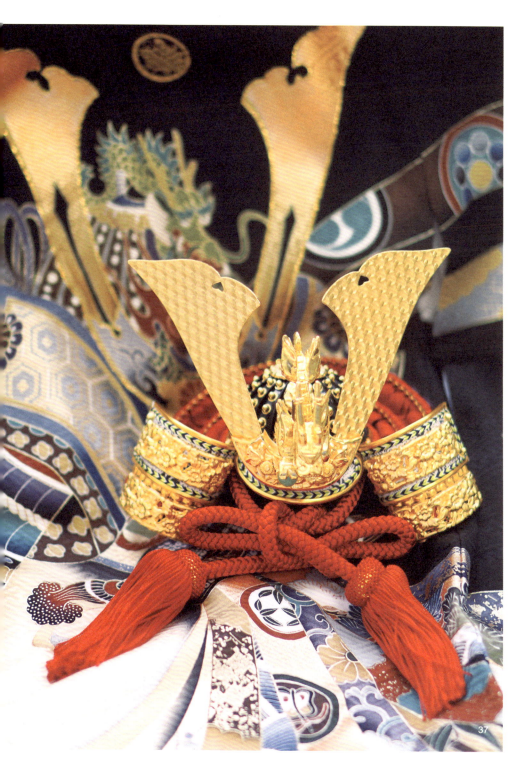

夏休みの一行日記

おかあさんのてつだいをしました。

かぶとむしをとりました。

おばあちゃんちへいきました。

あの日の前まで続く、

きらきら弾けるような1年生の夏休み。

今もときには空から

はしごをかけおりてきて

この世界を眺めているのかな。

こうすけくんの一行日記 [6歳10ヵ月／旅立ちから6年2ヵ月]

3人兄弟の末っ子のこうすけくんは、甘えん坊で心優しい男の子。小学1年生の夏休みの朝、どじょうを取りに行き交通事故に遭いました。病院に会いに来てくれた人たちの歌や祈りに守られながら、2週間の眠りの後、天に召されました。

13	12
きん	もく

はりにちゅういを！

わくわくにっき

その日の こころに のこった できごとや こと を かこう。

11	10	9	8	7	6	5	4	3	2	1	月
お	か	げつ	にち				ず	か		しゅうごう	日
					きもく						よう日 天気

おかあさんの「つだ」をしました。

きょう、あさがぶとむしをとりました。

おばあちゃんへいきました。

びいごやが でたのでた のこ...

びいがてきたのでたのしかったです。

ちろちみ みました。

まいて、ぃいきました。えいがみたいでした。

きょう、きょうっかいへいきました。

ぼくだけめだけでした。

プールにはいりました。たのしかったです。

ぼうしをはずれ「しょいました。たのしかったです。

シール

シールを はろう。

39

おかえりなさい

病気と闘いながら、みんなを笑顔にしてくれた
最強の弟、りゅうちゃん。

「なんだか似てるね」と言われていた
おさるさんのぬいぐるみに宿って、
お家に帰ってきました。

おかえり、りゅうちゃん。
これからはいつもいっしょだよ。

りゅうちゃんのおさるのぬいぐるみ ［1歳5ヵ月／旅立ちから3年8ヵ月］
NICUにいるりゅうちゃんが家に帰る日を家族は待ち望んでいましたが、叶えることができませんでした。病院でそばにいたおさるのぬいぐるみは、みんなの心の中のりゅうちゃんと同じようにお家の中で存在感を放ち、大切にされています。

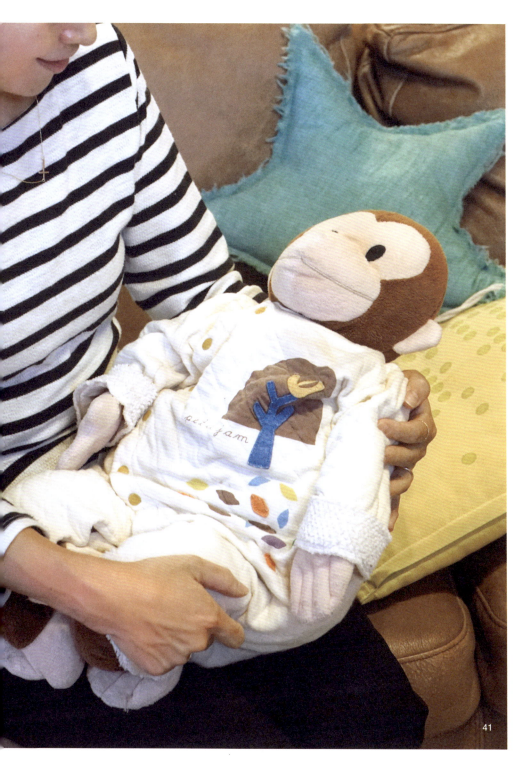

いつも いっしょに

ななちゃんはタグが大好き。

さわるとニッコリ笑顔になる。

ちいさな指で、つるつるぴとぴと。

かわいいお口に、すりすりすり。

がんばり屋さんにはイチゴプリンをあげようね。

キティちゃんにも会いにいこう。

ななちゃんと、いつもいっしょ。

愛しい気持ちは、今もいっしょ。

ななちゃんのタオルのタグ ［3歳10ヵ月／旅立ちから3年］
赤ちゃんのころからぐずったときに欠かせなかったタオルのタグ。治療中もいつもそば
にあり、助けてくれました。今はお母さんが、勇気が必要な場面には持っていき、
気持ちを落ち着かせているそうです。

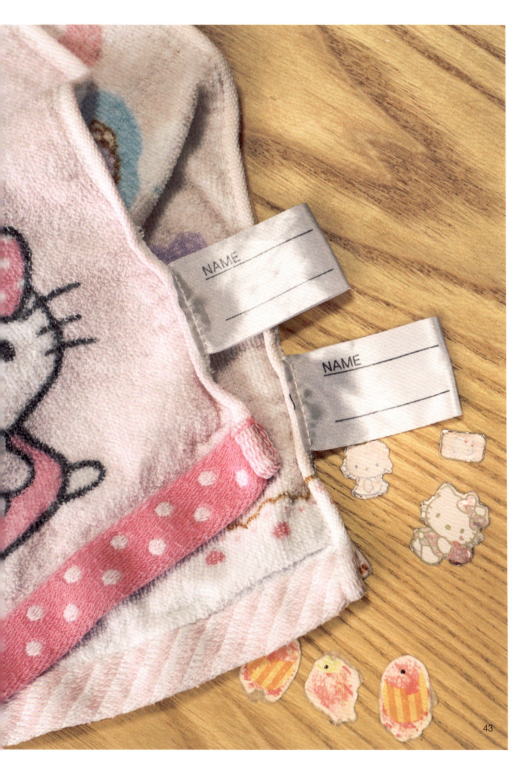

NAME _____

NAME _____

きらきら光る

「きらきら星」に合わせて
手をひねる仕草。

みんながよろこぶからって
何度も見せてくれた。

もなちゃんは、医学書には書かれていない
たくさんの奇跡を起こした。

指を使ってしっかり開いて、
世界をよーく見つめようとしたその目に
映してあげたかった満天の星。

もなちゃんに見せたかった星空 ［2歳10ヵ月／旅立ちから7年7ヵ月］

歌に合わせて手を動かしていた、もなちゃん。筋疾患の子にとって手をひねる動作は
難しいはず。開きにくいまぶたを指で広げる仕草も見せていました。前例では説明できない
可能性をたくさん見せながら、心臓が止まるときまで、もなちゃんらしく生きました。

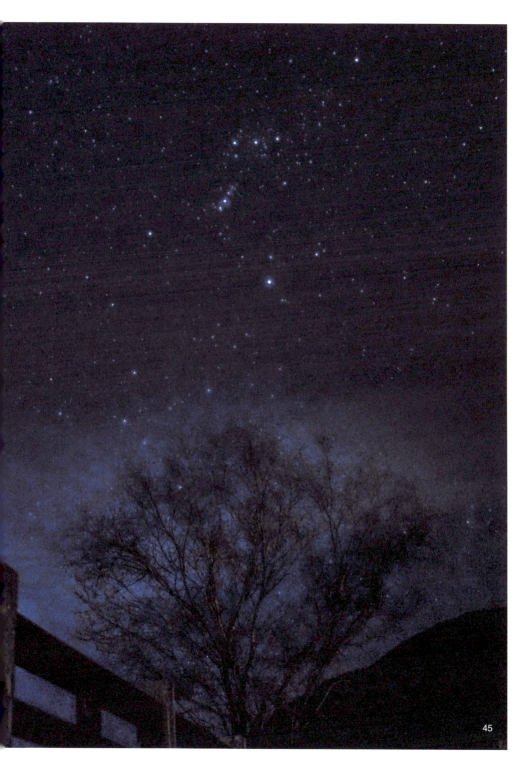

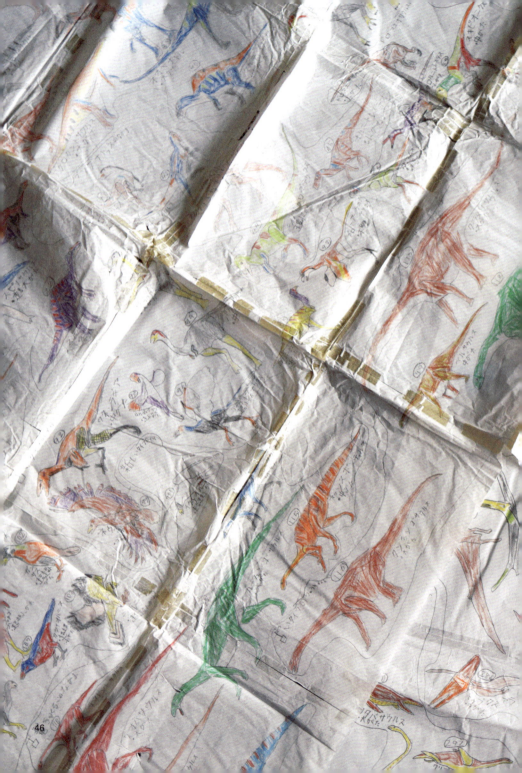

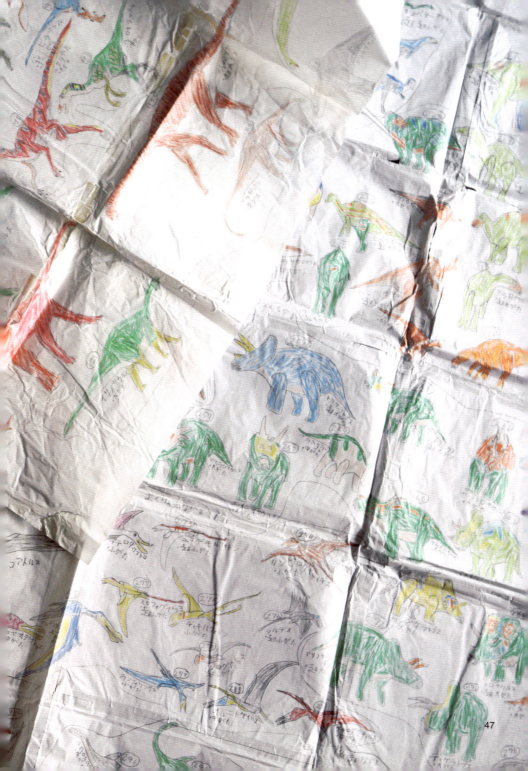

壁いっぱいの 恐竜たち

図鑑一冊分の恐竜を描き上げる。
物知りで絵が上手なだいちゃんが、
病室で成し遂げたこと。

つなぎ合わせた大きな紙から伝わってくる。
だいちゃんが確かにここにいたこと。
だいちゃんがどんな子だったのか。

だいちゃんの命の力は、今も伝わる。
私たちを励ましてくれる。

だいちゃんが描いた恐竜の絵 ［8歳／旅立ちから4年8ヵ月］
恐竜や鳥が大好きだっただいちゃんは、治療中の個室で過ごす時間に絵を描き続け
ました。写真に収まりきれないほどの色とりどりの恐竜たちは、だいちゃんの根気の
よさ、生きる力、内側にある豊かな世界を伝えてくれています。

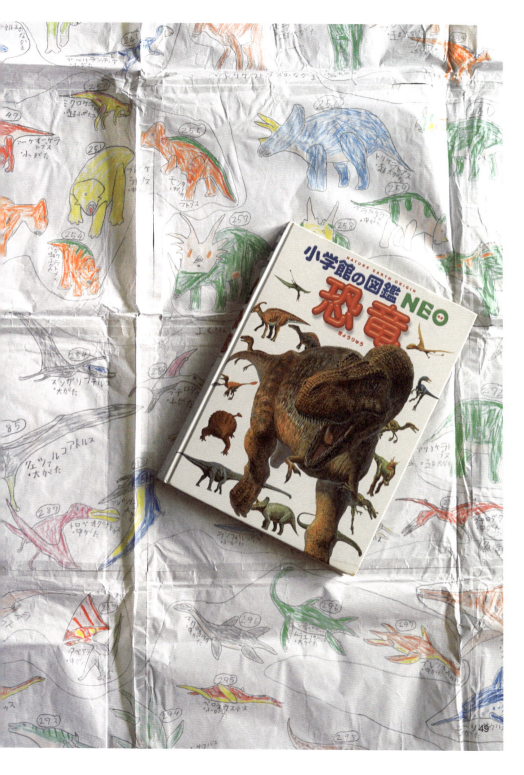

みんながうれしいレストラン

ひろくんが心に思い描いているもの。
魔法みたいに見せてくれたよ。

パパとおねえちゃんと、いっしょにつくった
たくさんのごちそう。

みんながうれしいレストラン。

つらいよりもっと、幸せだった時間が、
いつまでもみんなを守ってくれる。

ひろくんがつくった紙粘土と色紙のごちそう [6歳10ヵ月／旅立ちから9ヵ月]
脳にできた腫瘍のため目が見えなくなってしまったひろくん。お家で大好きな工作を
したり、おばあちゃんが開く「孫にやさしいレストラン」のごはんを食べたり。みんな
がどこまでも優しい気持ちになれて、心から笑える幸せな時間を過ごしました。

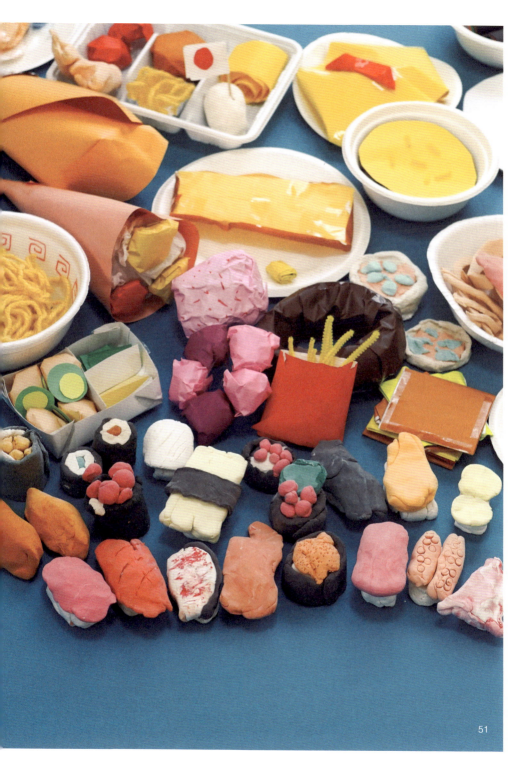

いっしょに でかけよう

車のいつもの席に乗って、いっしょにおでかけ。

今はそうしていたいから。

るかちゃんの温もり、今も覚えている。

ここにあった、るかちゃんの身体。

空の上から見守ってくれている、

そばにいて励ましてくれている、

ここにある、るかちゃんの思い。

その両方を感じて、いっしょに生きている。

るかちゃんといっしょにおでかけ ［7歳11ヵ月／旅立ちから5ヵ月］

おでかけが好きだったるかちゃん。家族でのおでかけは、るかちゃんもいっしょです。
お花柄の風呂敷にお骨を包んで。今の自分の気持ちを大切にして、どうしたいかに従う。
闘病中も、見送った後も、るかちゃんご家族は、ずっとそのことを大切にしています。

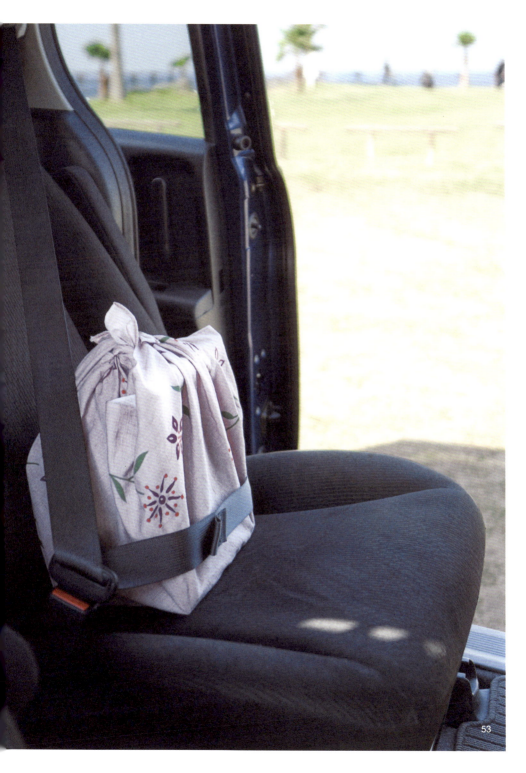

最後のプレゼント

いつも人のことばかり考えてしまう、
優しくて遠慮がちな、かこちゃん。

クリスマスとお誕生日のプレゼント、中学校の入学祝い。

「全部を合わせて、これがいい」

めずらしくおねだりした、
大切なミュージックプレイヤー。

大好きだった歌と、懐かしくて愛しい天使の声。
今はママを支えてくれる、思い出のひとつ。

かこちゃんのミュージックプレイヤー ［12歳2ヵ月／旅立ちから4年7ヵ月］
中学の入学式の翌々日に病気がわかり、そのまま入院したかこちゃん。もらったばかり
のプレイヤーで音楽を聴き、お友だちへのメッセージを録音しました。「いつかまた
会える日まで、精一杯生きる」と決めたママが、今は使っているそうです。

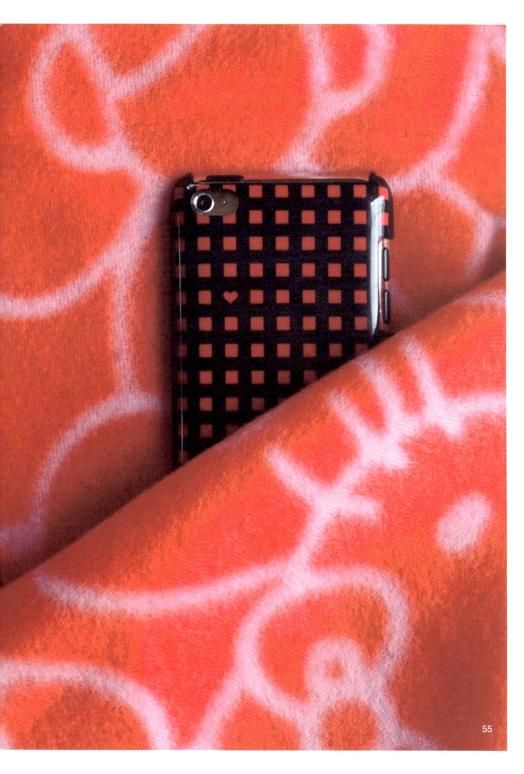

奇跡のメダカ

ひろしくんが神さまのもとに召された後、
お父さんと弟が連れて帰ってきたメダカたち。
命を継いで絶やすことなく47年。

「こんなに手を掛けて愛情を注げるのは
息子と過ごした時間があったから」

力を与えて、いつでも励ましてくれる、
ちいさな紳士のひろしくんは、今もお母さんのそばに。

ひろしくんの弟がすくってきたメダカ [12歳4ヵ月／旅立ちから49年]
器で暮らすメダカが絶えることなく長年、命をつなぎ続けることは大変珍しいのだ
そうです。何十年経っても変わることのない子どもへの愛情、親子の絆の証のように、
今もキラキラと元気に泳いでいます。

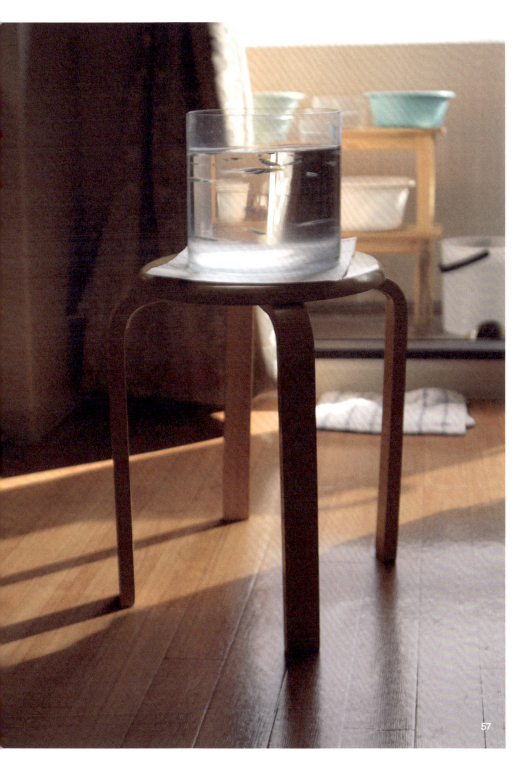

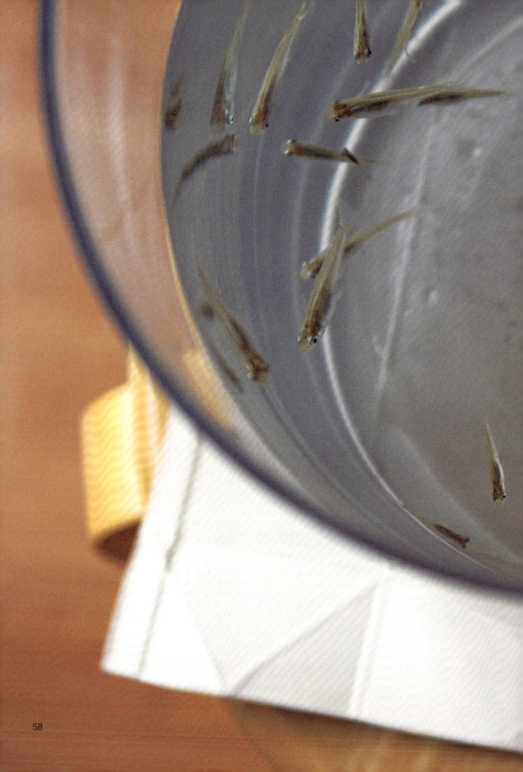

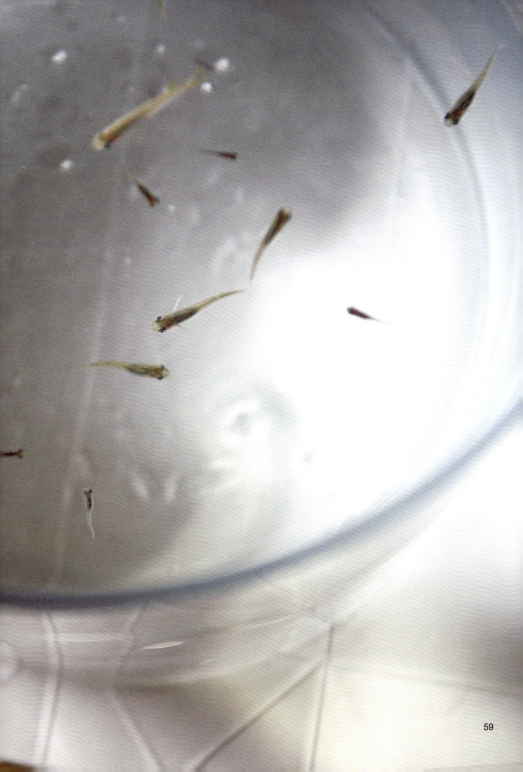

天使になった子どもたちのこと

医療が発達した現代でも救うことのできない命があります。

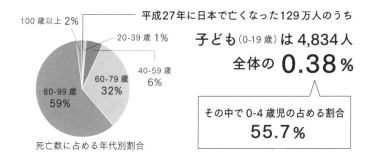

100歳以上 2%
20-39歳 1%
40-59歳 6%
60-79歳 32%
80-99歳 59%

死亡数に占める年代別割合

平成27年に日本で亡くなった129万人のうち

子ども（0-19歳）は 4,834人
全体の 0.38％

その中で0-4歳児の占める割合
55.7％

子どもの死亡数は医療技術の進歩とともに年々減少し、1950年の60分の1近くにまで少なくなっています。

子ども（0-19歳）の死亡数と死亡率*

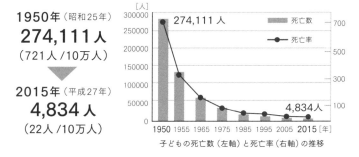

1950年（昭和25年）
274,111人
（721人/10万人）

2015年（平成27年）
4,834人
（22人/10万人）

274,111人
死亡数
死亡率
4,834人

子どもの死亡数（左軸）と死亡率（右軸）の推移

子どもの死亡数・死亡率が低くなった現代だからこそ、子どもを亡くした家族はその気持ちを周囲の人に理解してもらえなかったり、孤立しやすい状況があります。

出典：e-Stat 政府統計の総合窓口：https://www.e-stat.go.jp/、「人口推計（長期時系列データ）」
　　　国立社会保障・人口問題研究所：http://www.ipss.go.jp/、「人口統計資料集（2017年版）」

* 0-19歳の10万人あたりの死亡数

子どもたちの死因 （平成27年）

　子どもが亡くなる主な原因は、1950年代は肺炎などの感染症が多かったのですが、今では先天性の病気や小児がん、不慮の事故が上位を占めています。しかしこれも年齢によって特徴が異なりますし、年によって順位が入れかわることもあります。

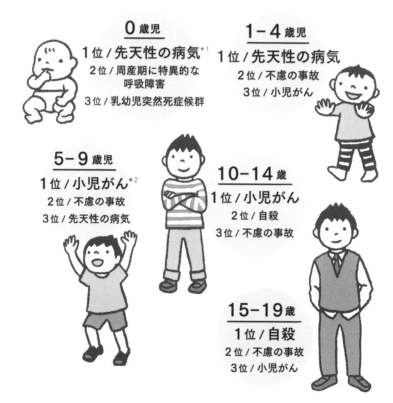

0歳児
1位/先天性の病気*1
2位/周産期に特異的な呼吸障害
3位/乳幼児突然死症候群

1-4歳児
1位/先天性の病気
2位/不慮の事故
3位/小児がん

5-9歳児
1位/小児がん*2
2位/不慮の事故
3位/先天性の病気

10-14歳
1位/小児がん
2位/自殺
3位/不慮の事故

15-19歳
1位/自殺
2位/不慮の事故
3位/小児がん

出典：厚生労働省「平成27年人口動態調査」

*1 先天奇形・染色体異常　*2 悪性新生物。白血病や脳腫瘍、神経芽腫、悪性リンパ腫など子どもがかかるがんの総称。

子どもの病院や病棟はどんなところ？

　病気やケガをした子どもたちは、それぞれの疾患、症状、年齢などに合わせて、医療機関で検査や治療、ケアを受けたり、在宅医療スタッフや家族のケアのもと自宅で過ごしたりします。

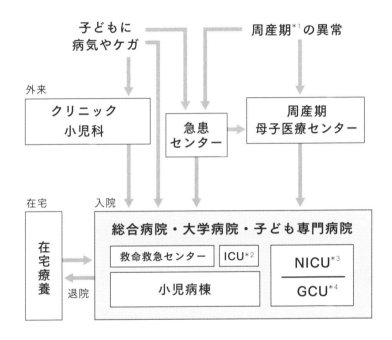

重篤な病気の子どもたちの第二の家として、1982年に英国で最初に設立されました。子どものケアだけでなく、親のレスパイトケア（休息の支援）や看取り、グリーフケアなど、子どもとその家族の生命・生活の質（QOL）を豊かにするための施設。日本ではその必要性がようやく認識されはじめ、萌芽期にあります。

＊1 お腹の中にいる胎児の時期から出産前後の時期
＊2 集中治療室　＊3 新生児集中治療室　＊4 回復治療室

入院する子どもと家族におこること

　少子化の影響にともなう小児病棟の減少や病院の規則のために、子どもと家族は様々な影響を受けます。

大人といっしょの混合病棟

プレイルームや子ども用トイレなどの設備、小児の専門スタッフが揃っていません。体調が悪い大人の患者と泣く子どもが同じ病棟、病室ではお互いストレスになることも…。

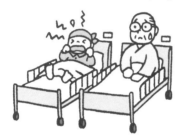

家族が離ればなれに

近くに小児病棟や、専門的な治療を受けられる病院がないために、家から遠い病院に入院する場合も。家族が離ればなれになり、それぞれが負担を抱えることに。

面会出来ないきょうだい

きょうだいであっても、感染予防のため、一定年齢以下の子どもは面会できません。親も気持ちの余裕がなく、きょうだいは何が起きているかわからずに寂しい思いをすることも。

子どもに付き添う家族の疲労

付き添いをする家族は、売店やコンビニのお弁当やパンを食べたり、簡易ベッドや子どもと同じベッドで眠ったり、ゆっくりお風呂に入れない日々が続くことも多くあります。

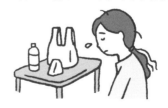

＊地域や病院によって異なります。

子どものための医療機関

生まれたときから
ケアが必要な
子どもたち

ちいさく生まれたり、出産のときに酸素が不足したり、染色体異常（18トリソミー、ダウン症など）、先天性疾患（心疾患、呼吸器疾患、消化器疾患など）をもち、出生と同時に治療やケアが必要な子どもたちがいます。

周産期母子医療センター

周産期（出産の前後の時期）に関わる高度な医療を行う医療施設。合併症を持つなどリスクの高い妊婦や先天性疾患などの疑いがある新生児を受け入れ、緊急に対応できる産科と新生児科をもち、生まれる前からお母さんと赤ちゃんの身体を管理し、生後すぐに新生児の状態に合わせた治療ができます。

NICU Neonatal Intensive Care Unit
新生児集中治療室

何らかの理由でちいさく生まれた新生児[低出生体重児（2500g未満）/ 超低出生体重児（1000g未満）]や先天性の疾患をもつ新生児などが入院。感染に弱く、体温管理も未熟なため厳重な管理を必要とし、酸素濃度や温度・湿度を調節できる保育器の中でケアを受けます。生まれたときからNICUで過ごし、家に帰れないまま一生を終える子どもたちもいます。

GCU Growing Care Unit
回復治療室・継続保育室

NICUに併設。NICUで状態が落ち着いてきたらGCUに移り、お家に帰る準備をします。在宅でも医療が必要な子の場合、親が医療的ケアを習得することや心構えも必要となります。そのままお家に帰るのが不安な場合、病院に宿泊して夜間の赤ちゃんの様子を知ってもらったり、地域の保健師さんや訪問看護師さんとの顔合わせを計画することも。

病気になった ケガをした 子どもたち

喘息・肺炎などの呼吸器疾患や腎疾患、心疾患、神経・筋疾患、小児がんなどを発症したり、交通事故に遭うなど、元気な子どもが突然、また持病のある子が容態の変化により、入院して様々な治療を受けることがあります。

ICU Intensive Care Unit
集中治療室

不慮の事故や急病で救命救急センターに運ばれた重症の子どもたちが入院します。また、小児病棟での治療中に状態が悪くなり、ICUに入ることもあり、親も子どもも大きなショックを受けます。小児専門の ICU（PICU）は少なく、大人と同じ ICU 病棟で治療を受ける子どもが多くいます。

小児病棟

小児科をはじめとする全科の急性期や慢性期、手術を要する子どもなどが入院。年齢も乳幼児期から思春期・青年期までと幅広く対象としています（病院の医師の専門や受け入れ体制によって、子どもの病気の特徴は異なります）。また、子どもが乳幼児の場合、親が付き添い入院をする病院もあります。

感染予防のため年齢による面会制限があり、きょうだいであっても病棟に入れないことが多くあります。また、病気や治療の影響で免疫力が低下しているなどの理由で、個室や無菌室で過ごし、病室外に出られない子どもたちもいます。

入院する子どもの発達に配慮し、沐浴室や小児用のトイレなどの設備、プレイルームや院内学級があり、遊びや病気への理解を手伝う専門家がいる病棟もあります。

小児がんの専門施設は、国内15の拠点病院があり（平成29年現在）、専門的な治療やケア、環境が整えられつつあります。

病気の子どもが出会う人たち

病気の子どもたちに、様々な専門家が寄り添っています。

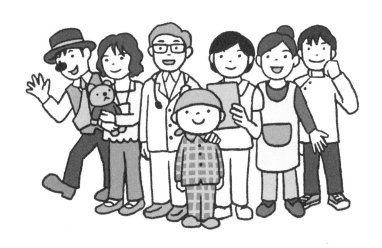

医師

医師は病気の診断や治療、処置などを行います。新生児科医と小児科医、小児外科医などに大きく分けられます。さらにそれぞれの先生は、小児がんや小児神経、小児救急など専門分野をもっています。

看護師

診療の補助や看護ケア、生活の援助を行います。病気や障がいによる影響が最小限になるように、状態を観察し、発達段階に合わせてケアを行います。また、家族の支援もします。

病棟保育士

入院中の子どもたちと遊んだり、家族ともコミュニケーションをとったり、安心して過ごせるように支援します。プレイルームでの行事を企画し、病棟の雰囲気をやわらげたりもします。

CLS チャイルド・ライフ・スペシャリスト

医療環境にある子どもや家族に、心理社会的な支援を提供します。検査や処置などが不安な子どもに、年齢にあわせてわかりやすく説明するほか、きょうだい児にも支援をします。

リハビリテーションスタッフ

理学療法士 (PT) は運動機能訓練を、作業療法士(OT)は日常的な作業をとおして発達を支援します。また、言語聴覚士 (ST) は、「聞く」「話す」「飲み込む」ことを支援します。

医療ソーシャルワーカー

社会福祉の立場から子どもやその家族の抱える経済的・心理的・社会的問題の解決や調整をし、院内や地域の専門家と連携して入院先からお家に帰ることなどを支援します。

訪問診療医

在宅で療養する子どもたちのもとを定期的に訪れて診察します。小児の訪問診療医の数は少なく、大人を対象とした医師が子どもを診察することもあります。

院内学級教師

小児専門病院には院内学級があるところが多く、小・中学部の先生が病状に合わせて授業をします。院内学級がなくても、特別支援学校の先生が訪問して個別教育が受けられることも。

臨床心理士

人間の「こころ」の問題にアプローチする専門家。不安や恐怖、寂しさがつきまとう入院中の子どもたちのサポートだけでなく、家族の相談にのることもあります。

ボランティア

院内のプレイルームや病室で遊びなどを提供するボランティアのほか、子どもを笑顔にするクリニクラウン（臨床道化師）や、病気の子どもの夢を叶えるための活動をする団体もあります。

訪問看護師

多くは地域の訪問看護ステーションに所属。子どもの主治医や訪問診療医と連絡をとりながら、在宅療養している子どもの家を訪問し、看護ケアや入浴介助、家族の相談にのったりします。

＊地域や病院によって異なります。

わたしの病気は治るの？

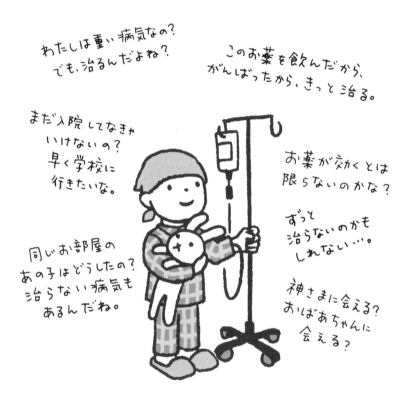

わたしは重い病気なの？
でも、治るんだよね？

このお薬を飲んだから、
がんばったから、きっと治る。

まだ入院してなきゃ
いけないの？
早く学校に
行きたいな。

お薬が効くとは
限らないのかな？

ずっと
治らないのかも
しれない…。

同じお部屋の
あの子はどうしたの？
治らない病気も
あるんだね。

神さまに会える？
おばあちゃんに
会える？

　お空へ旅立つ子どもたちは、きっと治ると信じながらも、薬を飲んだり治療をしても効くとは限らない経験をするうちに、治らない病気があることを知ったり、周囲の様子から自分の病状について敏感に察知することがあります。

子どもは「死」を理解できるの？

あかちゃん
「どうしたんだろう…」

言葉がわからなくても、誰かがいない、なにかがおかしいという気配は敏感に感じる。

3−5歳
「どこに行っちゃったの？」

死んでしまったと言われても、戻って来ないとはわからない。「また目を覚ます」「帰ってくる」と思う。

6−9歳
「もう会えないんだね」

命に終わりがあること、もう元には戻れないことを理解する。でも自分の身には重ねて考えにくい。

10歳以上
「死んじゃったんだ」

大人と同じように、誰にでも死が訪れることを理解するが、反抗したい、拒否したい感情も持ちやすい。

気質や育った環境によって違いはありますが、年齢によって「死」をこのように考えると言われています。命について、子どもたちは疑問を持ちます。それは、大人であっても簡単に答えられるものでも、悲しみや不安を慰められるものでもありません。しかし、悲しい気持ち、悼む気持ちは年齢に関係なくすべての人に共通する感情であることを理解し、愛情を持って感情を表に出せるように見守ることも大切です。自信がないときは、周囲の方や専門家に相談してもいいかもしれません。

きょうだいが、死んじゃった。

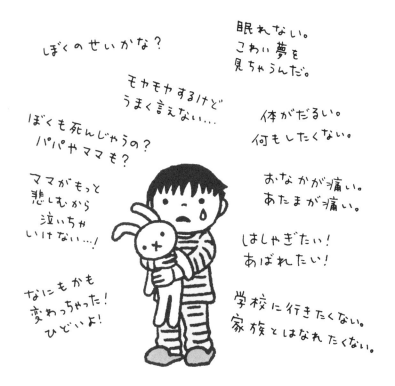

ぼくのせいかな？

眠れない。
こわい夢を
見ちゃうんだ。

モヤモヤするけど
うまく言えない...

ぼくも死んじゃうの？
パパやママも？

体がだるい。
何もしたくない。

ママがもっと
悲しむから
泣いちゃ
いけない...！

おなかが痛い。
あたまが痛い。

はしゃぎたい！
あばれたい！

なにもかも
変わっちゃった！
ひどいよ！

学校に行きたくない。
家族とはなれたくない。

　親しい人を失くしてしまった子どもは、悲しみや悼む気持ち、罪悪感や怒りや恐怖、複雑な思いを感じますが、うまく表現することができないため見逃されることもあります。周囲の大人たちの見守る気持ちや愛情と思いやりがある接し方、悲しみを分かち合おうとする気持ちが大切です。

わたしの子どもが亡くなった。

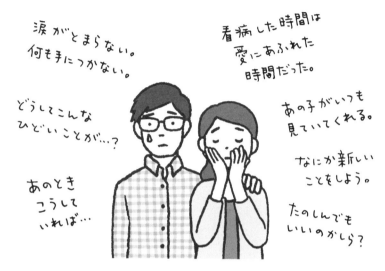

涙がとまらない。
何も手につかない。

看病した時間は
愛にあふれた
時間だった。

どうしてこんな
ひどいことが…?

あの子がいつも
見ていてくれる。

あのとき
こうして
いれば…

なにか新しい
ことをしよう。

たのしんでも
いいのかしら?

　子どもを喪ってしまった親は、やり場のない後悔、守りきることができなかった罪悪感、堪え難い深い悲しみの痛みに苦しんだり、回復しようとする心の動きを感じたり、長い時間を揺らぎの中で過ごすと言われています。

　深い悲しみを抱えて生きる人にとって、すぐに届かなくても、掛ける言葉が見つからなくても、寄り添いたいという周囲の思いも大切になります。

参考文献（pp.68-71）
アール・A・グロルマン『死ぬってどういうこと？子どもに「死」を語るとき』春秋社 1999
森 省二『死による別れの癒し方 患者と家族の心のケア』丸善 1997
Stroebe, M. & Schut, H.：The Dual Process Model of Coping with Bereavement: Rationale and Description. Death Studies23:197-224, 1999

虹色のなみだ

ご家族による手記

子どもたちへのお手紙

＊手記、お手紙は原文の漢字・ひらがな表記のまま掲載しています。

大好きなるかちゃんへ

るかちゃん（7歳11ヵ月）のおとうさん［横紋筋肉腫／旅立ちから5ヵ月］

　10月に入って、すっかり秋らしくなってきたよ。

　3年前、るかちゃんが5歳のときの今日、家族で「秋」を探しにドライブに行ったのを覚えてる？　栗やすすき、田んぼの稲穂、赤とんぼ…。秋をいっぱい見つけてとっても楽しかったね。

　おととしと去年の秋は、るかちゃんは病気の治療中だったからあまりお出かけできなかったね。今年はどんな秋を過ごしているのかな。

　るかちゃんがお空に還ってから、もうすぐ5ヵ月。

　るかちゃんがお空に還る日が近づいてきた頃、本当はそんなこと考えたくなかったんだけど、おとうさんはつい考えてしまうことがあったんだ。るかちゃんがお空に還ってしまった後、おとうさんはどうなってしまうんだろうって。

　多分、悲しくて悲しくて、お仕事にも行けなくて、食欲もなくなって、病気になってしまうんだろうと思っていたよ。

　でも、実際にるかちゃんがお空に還るのを見送った後、思っていたよりはちゃんと毎日を送ることが出来ていて、おとうさん

自身びっくりしているよ。もちろん、るかちゃんがいなくて、
毎日寂しくてしょうがないけれど、ちゃんとお仕事に行って、
ご飯を食べて、病気もせずに過ごしているよ。

　何でかな？って、考えてみたよ。
　これは、おとうさんの勝手な想像だけど、お空に還った
るかちゃんは、お空と、るかちゃんのことが大好きなおとう
さんやおかあさん、れいちゃん、こうちゃん、じいじやばあば、
みんなのそばを自由に行ったり来たりしているんじゃない
かな。
　おとうさんは、るかちゃんがお空に還って毎日のように
寂しい思いをしているけど、しばらく時間が経てば、「よし、
がんばろう！」って思えるんだよ。それは、るかちゃんが
お空からおとうさんのところに来てくれて、そばで励まして
くれているからじゃないかな。るかちゃん、ありがとうね。

　おとうさんは今、おとうさんの人生をおとうさんらしく
生きることが大事だと思っています。

最初は、お空に還るその時まで一生懸命頑張ったるかちゃん
が、おとうさんのことをお空の上から見てるから、「おとうさん
もどんなときも恥ずかしくないおとうさんでいなきゃ！」とか、
やりたいことをたくさん残したままお空に還ったるかちゃん
のためにも、「おとうさんは立派な生き方をしなきゃ！」って
思っていたよ。

　でも気づいたんだ。おとうさんがどんなに頑張っても、おと
うさんはおとうさんだし、るかちゃんが歩めなかった人生を、
おとうさんが代わりに歩めるわけではないんだと。

　だから、これからもおとうさんは、今までどおりのおとう
さんで、おとうさんの人生を歩んでいくつもりだよ。るか
ちゃんはお空から見ていて、「かっこいい！」とか、「だめだ
こりゃ！」とか、いろいろな感想を持つと思うけど、それは、
将来おとうさんがお空に還って、るかちゃんにまた会えた
ときにゆっくり聞かせてね。

　おとうさんは最近、るかちゃんの夢を立て続けに見たよ。
毎回同じ夢で、おとうさんはるかちゃんを抱っこしていたよ。

おとうさんがお空に還るときまでは、本当の抱っこはお預け
だけど、それまではまた夢の中で抱っこさせてね。

　いつでもそばに感じているよ。

　　　　　　　　　　　　　　　　　　おとうさんより

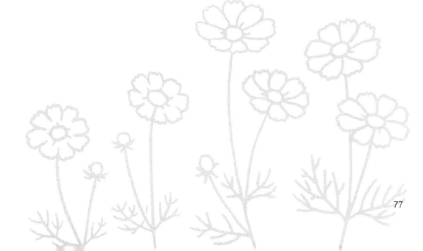

詩ちゃん ありがとう

詩乃（3歳1ヵ月）のママ ［18トリソミー／旅立ちから6年5ヵ月］

　我が家の長女、詩乃は2007年5月、18トリソミー*¹という重篤な病気を持ちながらも頑張って生まれてきてくれました。妊娠中に羊水検査を受け、陽性が出ました。それ以前にもエコー検査で腹壁破裂を確認し、「染色体異常症の合併症かもしれない」という医師の所見から、周囲の人々の言葉が私の心を苦しめました。「障がいのある子は苦労するよ。早く検査すれば？」「だめ（陽性）だったら早く次の子を生みなさいよ」

　当時、3歳になる長男を育てており、私のお腹の外にいる息子もお腹の中にいる娘も同じ位に愛おしく、何ものにも代えがたい大切な存在でした。耐えられなくなった私は、出産することを前提に検査を受け、出産後の治療方針を決めることにしたのです。

　「生まれてくることも難しい」と言われていた娘でしたが、生きて「会えた」ことに感動して涙が出たのを覚えています。それと同時に「どのくらい頑張れるか」が未知数の娘に、どのような感情を持てば良いのか戸惑っている自分もいました。生まれてくれた喜びと、すぐに来るかもしれない「別れ」への恐怖が入り混じっていました。

*1　18番染色体の過剰による予後不良の疾患

NICU*2へ面会に通う毎日の中で、保育器の中で懸命に「生きよう」とする娘の姿を見て、沢山のことを教えてもらった気がします。娘本人がいるのに保育器の前で両親と話し合いの場をもつ先生。「正直厳しいですね」「この子は生まれたときからターミナル*3だから」そんな言葉に打ちのめされ、娘の耳を塞ぎたい衝動に駆られました。

　そんな言葉をはねのけるかのように娘は頑張りを見せてくれ、生まれた時には想像だにしなかった在宅生活が見え、1歳4ヵ月でお家に帰ることができました。しかし、3歳の誕生日をお祝いした1ヵ月後に熱が出て入院し、翌日にお別れすることになってしまいました。

　妊娠中に「予後不良」と言われてから3年半、毎日毎日覚悟していたはずなのに「ついにこの日が来てしまったんだな…」と認めたくない気持ちで一杯でした。でも、信頼する主治医の先生が目を真っ赤にして「お母さん、詩乃ちゃんをこれ以上頑張らせるのはきついと思います。最期の時間を大切に過ごしましょう」と言われた時、可能性を諦める気持ちになったと同時に「二度とないこの時間を大切にしよう」と

*2 新生児集中治療室　*3 終末期や終末期医療の意

79

覚悟にも似た気持ちを持てました。それに常々考えていたのですが「娘はもうこれ以上頑張れないよと自分で先生に伝えることができる」ということです。先生の顔を見たとき、娘はしっかり伝えたんだなと思いました。先生からは、生まれてすぐは厳しい言葉を沢山もらいました（お仕事だから仕方ないことも分かっています）が、娘の成長を共に喜んでくださり、在宅を目指すことにも尽力くださり私は勝手にチームのように思っていました。先生のお陰で気持ちをしっかりと持つことができ、最期は詩乃を抱っこして「生まれてきてくれてありがとう」と感謝の気持ちを伝えることができたのです。

　娘が突然いなくなった日から数日経っても何故かいつも通りに定位置にいるような空気が漂っていました。その頃どのように毎日を過ごしたかあまり覚えていません。お兄ちゃんの習い事で外に出る以外はずっと家にいた気がします。心の支えになったのは、娘と同じ病気のお子さん達が頑張っていること、そして同じように我が子を亡くされた方と話をすることで気持ちを共有することでした。患者会のボランティアや

18トリソミーの子ども達の頑張りや可愛さを写真展を通して医療者や一般の方に伝えることで私なりに娘の死と向き合ってきたのかなと思います。

　娘が息を引き取る最期のとき、私はなんとか感謝を伝えたくて「詩ちゃん、頑張ってくれてありがとうね。大好きだよ」と耳元で伝えると「ママ、抱っこ！」と言うかのように両手が挙がったのです。その場にいた皆さんが「わあ！」と驚きました。娘は何を伝えたかったのかな…忙しさに流される毎日の中でふと考えるとき、必ずあの光景を思い出します。もっともっと在宅したかったな。もっと色んな経験させたかったな。考えればきりがありません。寂しくて仕方ないし、会いたくてたまらないけど、出産したことを後悔しませんし、素敵な時を過ごさせてもらった娘に感謝の気持ちで一杯です。娘の死を受け入れても乗り越えてもないけど、胸に抱えて共に生きていく…そんな想いでいます。

　「詩ちゃん、あなたに出会えたことに感謝します。ママを選んでくれてありがとう。天国でまた会えた時はたくさん抱っこするのを楽しみにしてるから、家族みんなを見守ってね」

天使ママとして りぃちゃんと共に過ごしてきた7年間

りぃちゃん（4日）のママ

[新生児遷延性肺高血圧症候群・胎便吸引症候群　旅立ちから7年7ヵ月]

　私の大切な娘は 2009 年 4 月 3 日桜が満開の日に生まれました。子どもが大好きで早くママになりたかった私は、妊娠がわかり、本当に嬉しく、周囲も楽しみにしてくれていました。日に日に大きくなっていくお腹が、愛おしくてたまらなく幸せで、女の子とわかった 5 ヵ月頃には、思いやりのある優しい子になってほしいと「里桜」と名付け、毎日、お腹の娘に「りぃちゃん」と呼びかけ、お話や散歩、ベビー用品の買い物をして、幸せな日々を過ごしていました。

　しかし予定日を 1 週間過ぎても、娘はお腹の中でのんびりしていて…もしかしたら、娘はお腹から出てしまったら、お別れになってしまうとわかっていて、ギリギリまで私の中に居てくれたのかもしれません。9 時間の陣痛を経て…りぃちゃんはようやく出て来てくれたけど…先生たちが慌て出して、すぐに連れて行かれ、処置をされ…。かすかな産声を上げてくれたけど、泣かないし、抱かせてももらえない。何が起きてるのか不安で仕方なく、ようやく来てくれた先生の説明は、お腹の中で赤ちゃんが苦しくなって呼吸をして、その時に出た便を羊水と一緒に吸ってしまった、胎便吸引症候群と。

それからすぐに、りぃちゃんはNICUのある病院へ連れて行かれました。娘と離ればなれになってしまった淋しさと赤ちゃんの泣き声、ママ達の姿がまぶしくて…その日は泣きながら眠りにつき、翌日、面会に行くと娘の体には沢山の管がつけられていました。私はママなんだから頑張らなきゃと言い聞かせ、その時はまだ娘が天使になるなんて思ってもいませんでした。

　生後4日目の朝、胸さわぎがしてケータイをにぎりしめていました。するとパパからの電話。急いで娘の元に向かうと、大勢の先生や看護師さんがいて…何が起きているかわからないまま、娘を抱っこする様に言われ、パパと交代で抱っこしました。ほんわりあたたかくて、柔らかくて、りぃちゃんから伝わるすべてが優しくて、安心したのを覚えています。先生から告知を受けても、やっと抱っこ出来たという思いから、涙も出なかったけど、小さな体からたくさんの管が外されて、りぃちゃんは私の胸の中で天使になりました。

　娘をお空へ見送ってからは、娘のために準備していた物や赤ちゃん、ママを見るのが辛く、同じ頃、妊娠した友人の

出産の知らせに良かったと思う反面、羨ましくて…どうして
りぃちゃんが天使にならなきゃいけなかったんだろう、なんで
私なんだろうと、その時も 7 年経った今でも、その気持ちは
消えません。私だけが子育てする事を許してもらえなかった
んだ…悔しくて、子育て中の人に黒い気持ちを持った事もある
し、外に出れば、目に入ってくる幸せな光景に目を背け、
涙を流し、どうしようもなくて、娘へのお花やお菓子、時には
洋服を買いに行ったり、取り残された自分の心を満たすため
に、がむしゃらに毎日を過ごしていました。お菓子もジュース
も口にしてくれる事はないのに…悲しくて、せつなくて、りぃ
ちゃんを取り戻したい気持ちでいっぱいでした。

　娘を亡くしてからは交友関係も変わりました。同い年の子の
ママ達には傷つけられもしたけど、その傷も消えてしまう位、
支えてくれる人も沢山いました。子育ての経験のある友人は
私の話を聞いてくれ、自分の子どもの話は、私が聞くまで
話さないでくれました。あの時の私にとっては、それが救い
でした。子育て経験のない友人も寄り添ってくれ、今もずっと、

娘の事を忘れずにいてくれます。私は娘を無かった事には、今も昔もずっとしたくないし、できないので、友人達には感謝の気持ちで一杯です。

　亡くなって半年位して、同様に子どもを亡くされた方のブログに辿りつき、毎日それを読んでは泣き、涙を流しては、前向きに生きる姿に勇気をもらい、沢山の出会いももらいました。

　今でも後悔はあるけど、娘には本当にごめんなさいの気持ちと、沢山の事を教えてくれた感謝で一杯です。私がお空へ行く時には、りぃちゃんと一緒に行きたいと思っています。その日が来るまで、元気に長生きして、りぃちゃんに抱きしめてもらいたいです。もし願いが叶うなら、りぃちゃんのお母さんになって、今度こそはりぃちゃんの子育てをしたい。7年経ってもりぃちゃんに会いたい気持ちは変わらないし、悲しみは全く消えないけど、時には泣いても笑顔で過ごしていたら喜んでくれると思うので、これからも心の中のりぃちゃんと生きていこうと思っています。

がかわいかったです。あとミルクをや
っていると、と中すごくねむたそうで
かわいかったです。このようにいろい

、や。「」は、一はことって、かならずつけること。
○○
ひとりごとや思ったことは文章の中に。「」。話し合いの聲き
方は教科書をみること。
だんらく(文章のくぎりめ)は　行をかえること。
○その時　始めの一はこあけること。

カタカナで書くものは
○○
行の終わりに、や。がきたら、そこにつけて、次の行の始めの
はこをあけないこと。
○書き終えたら声を出して読んでみること。「おかしい」
と思ったら書きなおすこと。

ろなことがあったのですごく楽しかっ
たです。でも弟が死んだときすごく悲
しかったです。みんななきました。大
切な人がなくなったのてかわいそうだ
と思います。ここでがんばらないと
いけないとぼくは思います。
いろいろな思い出があったと思いま
すが、その思い出をわすれずにがんば
ってください。

○「や。」は、一ますことって、かならずつけること。
○ひとりごとや思ったことは文章の中に「　」。話し合いの言
方は教科書をみること。
○だんらく（文章のくぎりめ）は　行をかえること。
その時、始めの一ますはあけること。

○カタカナで書くものは　カタカナを使うこと。
○一行の終わりにいくときは、大の行。
行の終わりにいかないこと。そこにつけて、大の行。
一ますはあけないこと。
○書き終えたら何回も声を出して読んでみること。
と思ったら書きなおすこと。

大切な人

みなさんは、大切な人をなくしたことがありますか？ぼくはあります。

ぼくには、弟がいました。でも、しんぞうの病気で死んでしまいました。生まれたときからその病気がありました。だからあんまり弟とは会えませんでした。ぼくと家族はすごくしんぱいしていました。でも、たまに帰ってきたこともありました。そのときはすごくうれしかったてす。だから土曜日とかはおふろに入れるのに手つだったり

(第3・4学年用)（17×18）

蒼くん（小4）／あらしくん（1歳3ヵ月）のおにいちゃん ［単心室／旅立ちから1年］

【mon ami】私の愛する人

もなちゃん（2歳10ヵ月）のお母さん ［先天性ミオパチー / 旅立ちから7年6ヵ月］

　私の娘【もなみ】は先天性ミオパチー*という病気をもって生まれてきました。

　妊娠中は全くわからなかったので生まれた時は何が何だか分からず、慌ただしく過ぎる時間にただただ驚くばかりでした。NICUがある病院で出産していたため、その後すぐにNICUに入院…退院まで約1年かかりましたが人工呼吸器をつけてお家に帰る事ができました。

　しかし2歳目前のある日、事故とも私の不注意ともとれる出来事で心肺停止してしまい、NICUでお世話になった病院に緊急搬送。娘の事をよく知っていた先生のおかげでなんとか蘇生することができたものの脳死状態になってしまい、また入院生活を送ることになってしまいました。そして娘は316日間脳死状態で頑張って生きてくれた後、天国へと旅立ちました。

　他の方から見れば悲しいと思われるような日々も毎日楽しく過ごせたのは娘に関わってくださったたくさんの方が私達家族を支えてくださったからだと思います。いろんな方に本当

　　　　　　　　　* 出生後早期より筋緊張が低下し、筋力低下を伴う筋原性疾患

にたくさん可愛がってもらいました。5ヵ月の時、初めて
サンタのコスプレをしました。9ヵ月で初めて外出をし、桜
を見ることができました。NICU 退院の日は、たくさんの方が
見送ってくれました。そして再入院…娘の状態を心配して
たくさんの方が様子を見に来てくれました。状態が安定した
時には娘念願の KinKi Kids のコンサートにも行くことが
できました。このたくさんの思い出は、娘に関わってくだ
さった全ての方が愛情をもって接してくださったからだと
思います。

　娘が亡くなって 7 年が過ぎました。私自身も頑張った、
娘が誕生した日は今でも忘れることができません。NICU で
たくさんの管に繋がれた娘の姿を目の当たりにし、『生まれ
てくるのを楽しみに待っていた我が子がなぜ此処にいる
の？』と、信じたくない自分がいました。でも可愛い我が子
には変わりはなく、この子の人生がより良いものになるよう
にと願い、娘が母として私を強くしてくれた日でもある
と思っています。もう娘が成長する姿は見られなくなった

けど、誕生日が来る度にどんなお姉さんになっていたかを想像すると、とても楽しく思います。今は娘の下に弟と妹ができ、日々生活する中で娘の事を思い出す時間というのも短くなってしまいました。新しく人と関わる時に聞かれる「お子さんは何人？」の言葉にどう答えてよいものか、娘のことを話してもよいのかと悩むこともあります。娘のことを言えない悲しい気持ちや、どうしても割り切れない想いが込み上げてくることもあります。「今は2人です」それが娘のことも含めた精一杯の答えです。

　本当はもっと娘のことも話したい。亡くなった今でも娘と関わった方々が娘の思い出を忘れずに覚えていてくださっていて、話ができるということが本当に嬉しいです。そしてこれから出会う人達にも娘の病気のこと、娘が頑張っていたこと、大変だったし辛いこともあったけど毎日楽しかったこと、【mon ami】フランス語で【私の愛する人・最愛の人】の意味通りにたくさんの人に愛されたことを自慢したいです。

私の心の中には常に娘の存在があります。娘が私の子どもとして生まれてきてくれたお陰でたくさんの学びを得ました。辛いことでも諦めなければたくさんの可能性が広がることを知りました。たくさんの素晴らしい人達に出会うことができました。娘がいたから今の私がいます。そしてこれからも娘の存在を身近に感じながら笑顔で過ごしていきたいと思います。

　約 2 年 10 ヵ月しか一緒にいられなかったけど、大好きなもなちゃん。もなちゃんの母親になれてとても幸せです。生まれてきてくれてありがとう！

にぃに ありがとう

りくと（1歳3ヵ月）のママ　［突然死（原因不明）/旅立ちから6年］

　その日陸翔は一日中甘えていたように思う。

　私の膝の上にちょこんと座ると、こちらを見てにこりと笑いそのまま眠りについた。

　しばらくして布団へ連れていくと目を覚まし、私の布団へやってきて「ここで寝る」といわんばかりに抱きついてきた。いつもと違うなと思いながら、同じ布団で眠ることにした。

　朝方4時、目を覚ますと、陸翔は布団から飛び出し逆さまになっていた。風邪をひくと思い急いで布団へ連れ戻そうと抱きかかえた時、異常な冷たさに驚いた。名前を呼び、体を動かしても起きる様子はない。息をしていなかった。

　頭が真っ白になりながら119番通報した。「すぐにいくので心臓マッサージをしてください」と言われ電話は切れた。叫びながら、心臓マッサージをした。救急車が到着するまでの数分間が何時間にも思えた。救急隊が到着しAED*をつけた。しばらくしてAEDの機械音が「ショックを与える必要はありません」と言った。もうだめかもしれない、という思いが頭の中をぐるぐる巡る。それでも、必死で声をかけ続けた。

　病院へ到着すると医師に「旦那さんに連絡してください」

＊　自動体外式除細動器。心停止の際に心電図の解析を行い、心室細動を検出した際は除細動を行う医療機器。

と言われた。震える手で夜勤中の夫に連絡し、「陸翔がもうだめかもしれない」と伝えた。夫はすぐに病院へ到着した。医師に呼ばれ、点滴やチューブが入り心臓マッサージをされている陸翔に会った。「このまま延命措置を続けても回復は望めない」と言われた。私も夫も夢をみているように茫然としていた。夫が「もういいです」とぽつりと言った。

　原因不明の突然死だったため、警察の取り調べがあった。警察官の質問に淡々と答えた。涙はでなかった。まるでひとごとのように思えた。夫は警察官に「奥さんは虐待するような人ですか」と言われたそうだ。辛かっただろう。私を責める気持ちもあったかもしれないが何も言わなかった。

　お通夜やお葬式の時、涙はほとんどでなかった。陸翔は少しの間離れているだけで、すぐ戻ってくるような感覚がしていた。なぜみんな泣いているのだろうと不思議にさえ思った。

　2週間がすぎ、仕事へ復帰した。その頃にやっと我が子が亡くなったという現実が頭で理解でき始めた。「もう一生帰ってこない、一生会えない。なぜあの時、体調が悪いことに気づかなかったのだろうか。なぜあの時もっと早くに目が覚めな

かったのだろうか。私のせいだ、私が陸翔を殺した」夜に
なると延々とこの思いが頭をよぎり涙が止まらない。仕事中
も、ふとしたことで涙が止まらなくなった。救急車のサイレン
の音で、あの時の情景がまざまざと蘇って恐怖が襲ってきた。

　仕事復帰から１ヵ月、吐き気がして食事が喉を通らなく
なった。周りの人達が幸せそうに笑っているのを見るのが
苦痛になった。陸翔が亡くなったという現実を、頭で理解
していても心が追い付かない。

　仕事を休み、家にひきこもり、泣いて泣いて泣き疲れて眠る
ような生活を送るようになった。夫はそんな私に「無理しなく
ていい」とだけ言った。陸翔について二人で話すことはなかっ
たが、私と同じくらい悲しくて悔しかったはず。それでも何も
言わず仕事へ行き、帰ると私の体調を心配してくれた。後に
なって、私の知らないところで夫も泣いていたことを知った。

　そんな日々の中で、同じように子どもを亡くされたお母さん
に出会う機会があった。初めて会ったのに、今まで誰にも言え
なかった気持ちをなんでも話すことができた。これまで友達

や親族に言葉をかけられても「何もわかってないくせに」と素直に受け止めることができなかったが、その人の言葉はとても素直に受けとることができた。同じ立場だからこそわかることがたくさんあった。その後も何度かお会いして話をすることで、心が軽くなっていった。

　友人からは「陸翔のこと絶対忘れないから」という言葉をかけられた。その言葉はとても嬉しく心強かった。陸翔が生きていたこと、陸翔の存在をなかったことにはしたくないという強い気持ちが生まれた。

　陸翔が他界して1年、夫や家族、上司や友人に支えられて仕事復帰することができた。淋しくて仏壇の前で写真を抱きしめて泣くこともあるが、陸翔の分も笑って生きていかなければいけないと思えるようになった。

　妹が産まれ兄の存在を伝えた。2歳の妹は仏壇に手を合わせ「にぃに、ありがとう」と言う。今でも後悔の日々だが「ごめんね」ではなくて「いつも見守ってくれてありがとう」と言えるようになった。

ナナとママは ずーっと一緒だよ♡

七奈子ちゃん（3歳10ヵ月）のママ ［脳腫瘍 / 旅立ちから3年2ヵ月］

　3年2ヵ月前に、おソラに還った娘のナナのことが、頭から離れることはありません。想いが薄れることもありません。健康に生まれてきてくれて風邪もほとんどひいたことはなかったのです。先に子どもがいなくなるなんて、私がこの世を生きる意味があるのかな…無我夢中で、生きること、死ぬことを模索してきました。応えてくれる人はいませんでしたが、同じ想いを抱えて生きる人たちに出逢えて、また一歩踏み出せることができ、時の経過とともに穏やかな悲しみに変化してきたような実感も、最近持てるようになりました。

　不慮の事故で一人っ子の息子ちゃんを喪った夫婦の物語、映画「ラビット・ホール」で、ニコール・キッドマン演じる主人公に母親が語りかけるセリフがとても腑に落ちました。まだまだその域に達することはできないけれど、いつの日かそうなりたい、そう言いたいセリフを一部、訳して記します。

でも、変わっていく。
なんて言うか重みって言うか

耐えられるようになるの
押し潰されるのが這い出せるようになり
そしてポケットの小石みたいに
時々忘れもする。暫くね。
でも、何かの拍子に手を入れると
そこにある。そうか、あれね。
苦しいけれどいつもじゃない。
それに嫌だろうけど何だろうと
かわりに残ったもの
ずっと抱えていくしかない
決して消えはしない
それでも構わない
それでもね。

　私は、娘の遺骨を人工ダイヤモンドの指輪にしています。
心の中にいると思うけれどリアル感が欲しいので、たまに
ダイヤモンドをさわります。映画の中のセリフのポケット
の小石とダイヤモンドの指輪を重ね合わせて、自分なりの

納得いく方法で、折り合いをつけて、娘亡き後を生きてきた
ように思います。

　昨日、生きていれば7歳のお誕生日を迎えるナナに手紙を
書きました。

　ナナ、7歳のお誕生日おめでとう‼
　先週、思い出のUSJ*に行ったよ。
　ナナがおソラに還ってから、何回か行こうと思ったんだけど、
思い出が溢れてたあの場所に踏み出す勇気がなかった。九州
にいたし、パパも辛いから行けないって。でもね、関西にも
どったこのタイミングで行けたよ。
　ナナの写真持ったママと、ママのお友だちと、キティと4人
で写真撮って、その後すぐにキティのお店で、スゴく嬉しい
事があってん。ベビーカー押してるママさんらしき人が、
「なな〜」って呼んだ。ママと、ママのお友だちは耳を疑っ
たよ。呼ばれてるななちゃんは、近くにいなくて顔はみれな
かったけど、アレって絶対、ナナのアピールやんな。ナナと

*ユニバーサル・スタジオ・ジャパン

一緒に USJ 行ってるつもりだったけど、ホンマにおるって分かったから、嬉しくなってもっと楽しくなって、苦手なジェットコースターに 2 回も乗ったんよ。夜のジェットコースターは、おソラがキラキラしていて、ママ飛んでるみたいやった。もっともっと、ナナに近づいた感じがしたよ。ナナからプレゼントもらったみたいやった。この世で一緒に過ごす時間は短すぎたけれど、身を以って、ママに「いのち」を教えてくれたナナ、「ママの子どもに生まれてきてくれて本当にありがとう」

「人生二度なし」ママの命が終わるそのときまで、ナナと一緒に生きるよ。ママ、辛くても絶対負けへんから。また、おるよーってアピールしてな。

ナナは、ママのたからもの。

だいすき ぎゅっ ぎゅっ
だいすき ぎゅっ ぎゅっ

たしかなこと

花栄ちゃん(誕生死)のお母さん　[18トリソミー・心疾患／旅立ちから6年6ヵ月]

　2010年4月20日、わが家の3番目の子どもである花栄は、産声をあげることなく、生まれました。誕生死でした。

　花栄を授かったことを知ったのは2009年8月。産婦人科での定期的な検診で「赤ちゃんが小さすぎるので、大きな病院でみてもらってください」とドクターから告げられたのは、9ヵ月まであと3日という日でした。総合周産期母子医療センターのある病院で羊水検査を受け、「18トリソミーという染色体異常である」ということがわかりました。"18トリソミー"、初めて聞く言葉でした。

　出産予定日前日の早朝、破水し病院へ向かいました。陣痛がおこり、もうすぐ会えると思っていましたが、花栄の心臓は分娩室に向かう直前で止まってしまいました。

　切ない出産でしたが、花栄をこの手に抱いた瞬間、痛みや悲しさや切なさや、花栄が生きているとか亡くなっているとか、そんなことはどうだっていいことに思えました。涙があふれました。「たしかなこと」として感じることができた花栄の重さとあたたかなぬくもりは、今でも鮮明に覚えています。

主人は花栄の死を、お姉ちゃんとお兄ちゃん（当時 5 歳と 3 歳）にどう伝えるべきか、帰りの車の中で考えたそうです。幼いからとはいえ、いや、幼いからこそ、変にごまかさずに事実をきちんと伝えようと決め、「二人とも花栄ちゃん生まれるの楽しみにしとったよね。でも、生まれる前に花栄ちゃんの心臓止まったとよ。途中で心臓止まったけど、花栄ちゃんはお姉ちゃんお兄ちゃんに会いたいって、一生懸命がんばって生まれてきてくれたけん、『花栄ちゃん、ようがんばったね、お姉ちゃんもお兄ちゃんも待っとったよ』って会いに行こうね」と話してくれたようでした。

　花栄が生まれてから 4 日間、病室で親子一緒にすごすことができました。花栄は、おばあちゃんや、お兄ちゃん、お姉ちゃんにたくさん抱っこしてもらいました。病室では音楽をかけ、おしゃべりしながら折り紙をしたり、バースデーケーキを買ってお祝いしたり。手型や足型もとりました。この親子 5 人で過ごした 4 日間がなければ、今の私はどんな風にすごしているのだろうと思います。

私は花栄を見送った後、SNS*の18トリソミーのグループ「Team18」に入り、これをきっかけに、東京で行われた「18トリソミーの子ども達写真展」に参加させていただき、多くのご縁をいただきました。「18トリソミーの子ども達写真展」の写真集掲載や、地元での写真展開催の機会を得ました。18トリソミーでつながった方たちとのご縁は、私にとって大きな存在となりました。悲しさ、辛さ、嬉しさ、多くの事を話し、時にはメールでやりとりしました。

　悲しみや辛さ、苦しさは共有できない。私はそう感じています。同じ病気であっても症状や家族の思いはそれぞれであり、ひとつとして「同じ気持ち」はない。でも、同じ経験をしている（された）方と話すことで、「想いによりそう・よりそってもらえる」ということが、大きな心の支えとなることを知りました。そして、Team18以外でも、ママ友や育児サークルの仲間等、たくさんの友人や知人に聞いてもらうことができました。「死産」ではなく「誕生死」した花栄のことを。

　中には「残念だったね」「若いからまた、次があるわよ」など、

---

* Social Network Service の略。登録された利用者同士が交流できる Web サイトの会員制サービス

私にとって辛い言葉もありました。相手は慰めの言葉として
かけているのは重々承知ですが、花栄は残念な子でもなく、
次にまた授かったとしても、その子は花栄ではないと私は
思っています。大変辛い経験ともなりましたが、花栄がお腹
の中で生きた、そして生まれた喜びを、私が「たしかなこと」
として感じていることを共有してくれている人がいることを
ありがたく思っています。

　花栄が18トリソミーであったおかげで出会えた数多くの
ご縁と、私の友人達が「想いによりそって」くれたことが
私の心の支えとなりました。「同調」でもなく「否定」でもなく。
ただ、ただ、想いによりそうこと。

　今でも私たち家族は花栄とともに生きています。花栄の
お誕生日にはお祝いをし、旅行に行くときは、花栄に持たせ
た（棺に入れた）小さなぬいぐるみとともに出かけます。

　穏やかに過ぎて行く日々ですが、悲しみを乗り越えたとは
思っていません。本当に乗り越えられたと思う時は、私が
空にいる花栄に会えたときであろうと思っています。

虹の向こうに

こうすけ
皓介（6歳10ヵ月）のお母さん ［交通事故／旅立ちから6年2ヵ月］

　今から6年前、私の末の息子が天に召されました。

　小学校に上がって初めての夏休みのある朝、お兄ちゃん達とドジョウ捕りに出かけた帰り道。交通事故でした。見通しのよい直線道路で、出勤途中の20代青年による不注意の運転…。

　駆けつけた私の目に映ったのは、中央分離帯まで飛ばされ、真っ青になって、目を開けたまま口から血を流し、意識のない動かない息子の姿…ただ細い手首から、かすかな脈を感じるだけでした。

　しばらくして到着した救急車に、私だけが一緒に乗り込みました。やがて救急車の中で、心肺停止。泣きながら、ひたすら祈り続ける私の横で、救急隊の方が懸命に心臓マッサージをしてくださいました。その間3分…再び息子の小さな心臓は動き出し、一命を取り留めました。

　しかし、医師の診断では頚椎が損傷している可能性が高く、次の日には脳波がほとんど認められない事を告げられました。全く波形のないグラフを見せられ、結局心臓が動いているだけで、他の身体の機能は全く働かない、脳死という判定でした。そればかりか、その状態すら長くはないことを知らされたの

です。今思えばその宣告が、意識が遠のくような、何より受け入れ難い時間だったように思います。

　ただ、このような事故に遭いながらも、奇跡的に骨や内臓に異常はなく、顔に小さなかすり傷があるだけで、その表情はまるでいつものように眠っているようでした。それは、私達に残された短い時間の中で、皓介と触れ合い、彼の表情を見続ける事が出来るようにと、まるで何かに守られていたかのように思えました。

　交通事故という加害者がいる状況で「何故…どうして…」とぶつけようのない憤りや苦しみの中、クリスチャンの私には神様への祈りによって、相手を恨む事のない勇気を与えられました。そして、そのわずかに残された皓介との時間に、見舞ってくださった学校の先生やお友達、皓介も大好きだった教会の牧師さま、たくさんの方々に励まされ、絶望の中でも、少しずつ生きる気力をいただき、癒されていきました。何度も危険な状態の中にありながら、見舞っていただいた時は、不思議と皓介の状態も安定していたものでした。意識はなくとも、みんなの想いが届いていたんだと思います。

そして 2 週間後、家族皆に手を触れられながら、皓介は天に召されていきました。

　その日は二学期の始業式の翌日だったので、みんなで「こうちゃんは、きっと、昨日の始業式に行きたかったんだね、お友達とも会えたよね」と話しました。呼吸器やたくさんのチューブを外され、この時、事故後やっと、初めて息子をこの手に抱きしめる事ができました。

　数日後、葬儀を終え自宅に戻った時、ふと夕暮れの空に目を向けると、きれいな虹が掛かっていました。その虹はまるで、天に昇るためのはしごのように真っすぐ伸びて、雲の中に向かっていたのです。みんなで「きっと、こうちゃんは、無事に天国に登って行ったんだね」とあたたかい気持ちで、話をしました。

　入院した直後は戸惑いと苦悩と絶望の中におりましたが、皓介が神様に命を与えられ、頑張ってくれたおかげで、私は彼と別れるための気持ちを整理する事ができました。

　母親として、自分の子どもを亡くす事ほど、辛いことはありません。私は、何度も神様へ私の命と引き換えにと、祈り

ました。しかし、私は生かされました。それにはきっと、私が
生かされる意味があるんだと思います。

　今でもまだ、日常の中で突然、喪失感に襲われ、涙が止ま
らなくなる事もあります。でもそれは、辛い悲しいだけの涙
ばかりではありません。時には、たくさんの方への感謝の涙
だったり、面影を想う爽やかで清々しい涙だったり、今までで
味わう事のない涙によって、ふっとチカラが抜けた時、優しい
気持ちと笑顔になれるのです。それは私の内に生まれた、
とても貴重な感情だと思っています。何故なら、この感情に
よって、ささやかでも人の痛みに寄り添う事ができるような
気がするから…。そしてこの感情は、紛れもなく、皓介が遺し
てくれた宝物のひとつ。私の中に、私の感情を通して、共に
生きていてくれていると確信しています。

　短い人生だったけれど、いちばん小さくて、家族想いの彼
が私達にしてくれた事…すごく大きくて偉大でした。改めて
息子の存在の大きさに、感謝したいです。皓介。お母さんの
子どもに産まれてくれて、本当にありがとう。いつか…天国
で会いましょう。どうか見守っていてくださいね。

りゅうちゃんべ、なさかっな、クリスマス会の時やとく、べった生日の時やくて少しか時も家に帰れなくて少しかびしいこともあったくうちゃんこ、しれないけど、りゅうちゃんこ、生まれて来た時みんなでよろこんでいました。それから一年半ぐらいで天国に行っちゃった、ね。

今、りゅうちゃんがいない生活は、かなしいです。今いるのは、さびしいう、ちゃんをりゅうになるきょりゅうでなに男のすっこの家ぞくの天国が次いますっこの家ぞくのこう言ってているけれどぼくもりゅう言ってるよ。神様とそう思うじゅんのすけより

じゅんにいちゃん (小3) ／
りゅうちゃん (1歳5ヵ月) のおにいちゃん [窒息性胸郭低形成 / 旅立ちから3年8ヵ月]

108

大ちゃんへ

　大ちゃんがサンタさんにもらった
山道ドライブで遊んだね。いっぱいや
り方をおしえてくれたね。うれしかったよ。
動物園にもいっしょに行ったね。動物
の名前をいっぱい教えてくれたね。
大ちゃんはいろいろな名前を知っているんだな
と思ったよ。そんなやさしくて物知りの大ちゃん
が死んでしまって悲しかったよ。まいは今五
年生になったよ。大ちゃんをぬいてしまったけ
どずっとまいのお兄ちゃんだよ。ずっと
見守っていてね。

まいより

まい（小5）／だいちゃん（8歳）のいもうと　[悪性リンパ腫／旅立ちから4年8ヵ月]

いつも いつまでも傍に

大登（ひろと）（13歳）の母　［脳腫瘍 / 旅立ちから4年3ヵ月］

　我が家の待望の一人息子、大登は秋桜の季節に生まれました。様々な番狂わせで医師や家族が不在のお産となりましたが、大切な命を守りたい気概は強まり、黙って痛みに耐え、無事、胸に抱けた時は本当に幸せでした。

　そんな大登の最初の異状は首座りから全ての発達が遅かったこと。経過検診の度に様々な怖い疑いをかけられ、4歳で自閉症の一種と言われました。しばらくは激しく落ち込み、実際に大変なことも多かったですが、本や駄洒落が好きな大登の可愛さに救われ、また、抜群の記憶力と母子愛着があるから大丈夫と励ましてくださる医療者との出会いにより何とか前を向き、親子3人、泣き笑いの日々が始まりました。

　生活上の工夫や情報収集、周囲への連携に追われ、自分の時間が殆ど無い毎日でしたが、お友達や先生との出会いに恵まれ、嬉しそうな大登の笑顔、成長を見るのが楽しみでした。

　ところが希望に溢れた6年生の春、風邪すら殆ど引かない大登が突然に激しい痙攣（けいれん）を起こし、診断結果は脳腫瘍。正に青天の霹靂（へきれき）でした。

　変化が苦手で病院嫌いの大登に検査や治療・手術を受けさ

110

せるのは至難の技。莫大な工夫を行う傍ら、何より本人が治って学校に戻りたい一心で頑張りました。半身マヒになり大好きな絵や字が書けなくなっても文句を言わずリハビリに励み…しかし治療は功を奏さず、それまで努力を重ねて出来るようになっていたことが悪夢のように出来なくなっていき…最後は本人の希望通り家に連れ帰りましたが、唾さえ自力で呑めない過酷な状況での４ヵ月の在宅闘病後、誕生と同じ秋桜の季節、穏やかに旅立ちました。

　地元中学に進学したものの登校できたのは数日だけでしたが、通夜・本葬とも平日にもかかわらず多くのお友達と親御さん、先生が来てくださり、号泣し…棺に沢山の言葉を書き、出棺時には「ひろと有難う！」と送ってくださいました。

　障碍の為ご面倒をかける時もあったのに、多くの方に長く慈しんでいただけたことは本当に有難く、しばらくはお礼回りに必死でしたが、一段落すると、大登の後を追うことしか考えられず、無気力になってしまいました。自閉症と判ってから私は趣味も仕事も全て捨て、大登の事だけ考えて生きて来たのです。元々母子分離に工夫が必要な子で、闘病

中は特に不安が強く些細な事でパニックになるため、母子で個室、いつも一緒でした。在宅闘病の為に退職した夫と24時間看護をし、疲れ果ててもいました。

　もう大登に触ることも姿を見ることもできない事実が受け入れられず、闘病中の辛い光景も頭から離れず泣いてばかり。もはや子どものいない、仕事も無い私は一体何をすれば良いのか？生きる目標も意味も喪いました。

　一方で、大登の頑張りを無にしたくない気持ちも強く、HP作成等も考えましたが、辛い記憶に向き合うのは難しく、何か社会への恩返しをと思っても、周囲から「時期尚早」と止められ…でも家庭生活だけでは辛い記憶の繰り返し、孤独過ぎるので、子ども好きの私は学童のバイトに出てみました。少し気は紛れましたが体力が続かず、今は、お世話になった療育機関の手伝いや親御さんの相談も受けています。

　私も大登の幼少時から各種相談に頼っており、病気になってからも電話相談を知り、個室～在宅という孤独な環境下で発狂寸前の危機を救っていただきました。徐々にグリーフや疾病関連の各種行事に勇気を奮って出向き始め、苦しくても

何かを掴み、病棟関連のお手伝いも、先輩達のお陰で少しずつ出来るようになりました。

　大登は実に多くの事を私に教えてくれましたが、様々な繋がりで何度か彼の事を紹介する機会もいただき、特に大勢の看護学生が私の話に泣きながら「障碍者への考えが変わった」「人の痛みが分かる医療者になりたい」等の感想をくださった時、これは大登の初仕事だと感じました。

　どんな辛い経験も誰かの為になり得るかもしれない。でも、やはり他ならぬ大登自身に思い通りに生きてほしかった。そんな揺らぎの中、泣きながら、私は今後も大登と共に様々に奮闘するのでしょう。

　４年経っても生き辛さや哀しみは殆ど変わりませんが、絶望の淵に立つ度、様々な不思議な形で大登が救いの手をくれるのを感じて来ました。

　肉体は滅んでも魂は愛する者の傍に残るそうです。大登は「笑顔」が大好きで、私が笑えるよう今も頑張ってくれている。全て妄想と言われてもいい、私が信じれば大登は不滅、これからも名前を呼び、様々なことを謝りつつ、愛して行きます。

「三線の花」に見送られて

柚瑠くん（5歳1ヵ月）のバァバ ［神経芽細胞腫／旅立ちから2年5ヵ月］

　私達のかけがえのない大切な、ゆずる。ゆずるが天国に旅立って、もう2年と5ヵ月が過ぎました。でも、私達は毎日がゆずるへの思いでいっぱいです。これも好きだったよね、あれも好きだったよね。公園の前を過ぎるとここで遊んだね、温泉に行くと温泉が好きだったよね、いつもゆずるの事を思い出します。

　そんなゆずるが3歳になる少し前、もうすぐ生まれてくる弟を楽しみにしていました。でも、弟が生まれて4〜5日して、ゆずるの病気が見つかりました。神経芽細胞腫*1 ステージⅣ、肺やリンパ、骨にも転移していました。なんで、ゆずるが…バァバが代われるものなら、どんなに代わってあげたかったか…。

　小さな身体で、つらい抗がん剤治療にも耐え、一生懸命頑張ったよね。外泊で家に帰って来ると、大きな声で「ただいま」と嬉しそうに笑っていました。このまま奇跡が起きますようにと、何度もなんども祈りました。

　ゆずるが一番好きだったのは、琉球太鼓です。「三線の花」という歌です。琉球國祭り太鼓大分支部の方に頼んでDVDを送っていただきました。小さな太鼓に、皆さんの励ましの

*1 副腎や交感神経節から発生するがん

114

言葉が書いてありました。そして、太鼓のクッションまで作っていただき、ゆずるはそれを大切に抱いて寝ていました。

　ゆずるが亡くなり、葬儀の時には、ゆずるの大好きな「三線の花」と太鼓で見送ってくださいました。ゆずるは、大好きな琉球太鼓を聞きながら、天国に旅立って行ったのでしょう。琉球國祭り太鼓大分支部の皆さん、本当にありがとうございました。

　そして、ゆずるは、ママのおっぱいが大好きでした。息をひきとる前にママのおっぱいを口にし、やすらかに眠りについたそうです。私達にはそれが唯一の救いでした。

　ママは、泣いたらゆずるが天国に行けないからと、私達や人の前では決して涙を見せませんでした。でも、夜一人でゆずるのビデオを見ていて、泣きすぎて、息ができなくなってしまいました。それから、パパもママも、ゆずるのビデオを見る事ができません。

　三回忌の時、初めてゆずるの小さい時からの写真を流していました。きっと、何年か経ったら、みんなでゆずるの事を語りながら、ビデオを見れる日が来るでしょう。

元気だったら、今年、1年生になっていたゆずる。通学中の新1年生を見かけると、ゆずるもこうして楽しそうに学校に行っていたろうね…と、ゆずるの姿を重ねています。

　パパは今、色々なお寺や神社を回り、御朱印をたくさん頂いています。毎日、朝晩、写経をしています。みんなそれぞれ、ゆずるを亡くした悲しみと闘っています。

　今、バァバが思い出すのは、ゆずるが入院していた時のこと。週末に、ママを休ませようとバァバと交代する時、ゆずるがバァバの姿を見つけると嫌な顔をして、病室の戸をそっと閉めていましたね。ママと代わるのが嫌だったんね。今でも、あの時のゆずるの顔を思い出すと、思わず笑ってしまいます。でも、ゆずる、今度バァバがゆずるの所に行った時は、笑って迎えてよね。

　また、バァバが具合の悪い時には、「バァバ、ここの先生に見てもらいよ。すぐに治してくれるよ」と目をキラキラさせて言ってくれましたね。本当に先生や看護師さんを頼りにしていたのでしょうね。やさしくしていただき、ありがとうございました。そして、病気がわかってから2年3ヵ月の間、

ゆずるに命をありがとうございました。

　それから最後に「アイスクリーム屋さんになりたい」ゆずるの夢を叶えてくださった、メイク・ア・ウィッシュ*2の皆さん、そしてキャナルシティの中にある、アイスクリームのお店、コールド・ストーン・クリーマリーの皆さん、本当にありがとうございました。あんなに嬉しそうに、お姉さん達と歌を唄いながら、ゆずるは、みんなにアイスを作ってくれていました。あの姿はだれもが、いつまでもいつまでも忘れないでしょう。小さい頃から、なぜか色々な人に可愛がられたゆずる。こんなに早く旅立つ運命だったのでしょうか…。

　ゆずる、病院で知り合ったお友達にあえたかな。一緒に何して遊んでいるかな。天国からみんなと手をふっているかな。

　ゆずる、生まれて来てくれてありがとう。そして私達に思い出をいっぱいありがとう。いつまでもいつまでも一緒だよ、ゆずる。

*2 難病と闘う子どもたちの夢を叶えるお手伝いをしている国際的ボランティア団体

『こう』が教えてくれたこと

こう（6ヵ月）のおとうちゃん ［18トリソミー／旅立ちから4年］

　特に妊娠中において、胎内で直接つながっていない父親は
母親に比べて、生まれてくる "いのち" が自分の子どもである
という実感を持ちにくいのだと思います。僕の場合は単身
赴任をしていて、週末くらいしか妻と一緒になることがなかっ
たのでなおさらかもしれません。それでも、『こう』に異変
があると聞いた時、それが生まれてくる子が可哀想と思った
のか、「自分の子どもにまさか」という思い上がりが叩きのめ
されたのか、いま考えても理由は分かりませんが、ただただ
頭が真っ白になって体に力が入らなくなったことを覚えて
います。

　病院で『こう』の詳しい症状を聞いたとき、「母体優先」
というのが初めの考えでした。でも、妻の『こう』に対する
思いや必死さを目の当たりにして、単なる「母体優先」では
なく、どうやったら『こう』を僕たちで迎えることができて、
一緒に暮らしていくことができるのかを考えるようになり
ました。父親として、『こう』も含めた家族みんなの幸せが
何であり、どうやったら実現できるかを考え、行動することが
何より大切だと思ったからです。

『こう』が生まれて、小さくかすれていたけど、それでも力強い泣き声を聞いたとき、本当に嬉しかったことを今でも覚えています。そして『こう』が旅立った日のことも忘れることができません。『こう』と一緒に過ごした日々のなかで、辛いこともたくさんあって、今でもふとした時に思い出し、悲しい気持ちになることもあります。でも、同じくらい楽しく、幸せだったことも思い出します。

　僕たちは『こう』ができるだけ多くの人に会えるようにしました。病院のお医者さんや看護師さんはもちろん、『こう』と家族みんなの頑張りで自宅へ戻ったあとも、僕たちの両親、兄弟、姪っ子、友人やその子供たちを招いて抱っこしてもらい、色んなことを話しかけてもらいました。『こう』の写真は、いつもみんなの笑顔がいっぱいです。こうした時間は僕たちにとって本当に幸せな時間でしたし、きっと『こう』にとってもそうだったのではないかと思います。

　僕は『こう』を含めた家族みんなの幸せのために、一人ひとりがやれることをやり切ったと思っています。僕自身も『こう』のために何かを犠牲にするのではなく、仕事も頑張り

ながら、毎週末自宅へ帰って家族との時間を大切にしてきた
と自負しています。もちろん、仕事を辞めて１日１秒でも長く
『こう』と一緒にいることもできたと思いますし、その方が
良かったのかもしれないと思うこともあります。でも、あの時
に信じたことを精一杯頑張ったからこそ、『こう』と一緒に
過ごした日々を振り返ったときに、悲しいだけでなく幸せも
感じることができるのだと思います。

　ひとつひとつの家族に、それぞれ置かれている状況があっ
て、こうすれば大丈夫なんていう答えは無いと思います。
僕たちも、色々な方から意見やアドバイスをもらいました。
でも、最後に決めるのは自分たちなのだから、何があっても
人のせいにしないよう、僕たちで答えを出そうと努力しま
した。そのために衝突することもありましたが、家族の幸せ
のために本気で頑張る僕たちを、周りの方々は時に厳しく、
そしてあたたかくサポートしてくださいました。こうした
サポート無くして、僕たち家族の幸せは成り立たなかったと
思います。

僕がこれらの経験から言えることは、家族のために悩んで考えて、出した答えを信じて行動することはできるということ。一度出した答えに対して「本当にこれでいいのか」と悩むこともあると思いますが、悩む行為そのものが家族を大切にしている証拠なのだから、悩みながらでも少しずつ進んでいくことが大切なのだと思いました。そして、どんな時でも周りの人たちに対する思いやりの気持ちを忘れないことが大切だということ。本当に大変なとき、つい周りの人に強くあたってしまうことがあると思います。そんな時でも自分が悪いと思うのであれば、すぐに謝ってむやみに敵を作らない。それが結果として、自分たち家族のサポーターを増やすことになり、自分たちの心のゆとりも生まれてくるのだと思いました。そして、このことは普段の生活においても大切なことだとあらためて気付かされました。

　僕に貴重な経験をさせてくれた『こう』は、僕たち家族にとって宝であり、誇りであり、自慢の息子です。

大切なあなたへ

命を支えた仲間たちより

悲しみとともに

医師から子どもへ

こころの友達へ

新生児集中治療室（NICU）医師　Y

　本当によく頑張りましたね。小さな体で、しんどい治療にも頑張ってきたことを、先生もパパもママもあなたのそばで見てきました。

　私たちにはみんな『自分』でなければできないお仕事が何かあります。必死に病気とたたかったあなたの強い心は、私たちに生きる事の意味、命の大切さを教えてくれました。あなたは、小さなそのあなたの命をしっかりと生きぬきました。もう痛い事、つらい事はありません。そして一人ぼっちではありません。自由に、歌ったり遊んだりしてください。皆あなたのそばにいますから、ゆっくりしてください。安心してください、あなたは今までもこれからも大きな愛につつまれています。

　そこから、私たちを見守っていてください。応援してください。時には叱ってください。

　ありがとう、そしてこれからもどうぞよろしく。

天国の君へ

小児科医師 古賀 友紀

　このお手紙は君に届くでしょうか。私が医師として初めて担当した患者さんが1年生の君でした。

　最後は熱や痛みで立つこともできなかったけれど、お友達と一緒にお勉強することが大好きだった君は、1日も休まず院内学級に通いました。亡くなる数日前、ストレッチャーにランドセルをのせて学校に向かう姿は、20年経った今でも私の脳裏から離れません。

　君が旅立ち、たくさんの人が計り知れない大きな悲嘆を覚えました。今でも悲しみは続いているけれど、その向こうにあったものもあります。私は、君に出会い、生きること、生かされることの意味を学び、家族、人とのつながり、絆など、多くの大切なことを知りました。今、小児腫瘍医として頑張るモチベーションを支えてくれているのは、何よりもあの時の君の強い瞳（意思）です。君は今でも私や皆の心の中で生きています。君の教えてくれた絆を大切に尽力することを誓います。

病棟保育士*から 子どもへ

ありがとう

病棟保育士 柴田 和子

目を閉じると、思い出があふれてきます。

　大好きな絵本をくりかえし一緒に愉しんだこと

　絵の具をぬり重ねて、何日もかけて作品を仕上げたこと

　病室のみんなで演奏会をしたこと

　ベッドの上で金魚すくいをしたこと

　ハロウィンの計画を一緒にたてながら、わくわくしたこと

　ひなまつりに着物を着ておだいり様とおひな様に変身したこと

　お誕生日を病棟の仲間と手作りケーキでお祝いしたこと

　集中治療室で先生達の歌声に耳を傾けてくれたこと

　わずかに動く指であいさつしてくれたこと

今でもあなたとの思い出があざやかに語りかけてきます。

今でもあなたの手のぬくもりを感じます。

あなたを想い、ぎゅっと胸が苦しくなるときもあります。

あなたを想い、ぽっと心があたたまるときもあります。

あなたとの思い出は、ずっとずっと心の中に生き続けています。

思い出をありがとう。いっぱいの大好きをありがとう。

＊ 医療機関で、遊びの提供や医療行為の理解の手助けなどを行う保育士

看護師から ご家族へ

生き抜くということ

小児看護専門看護師 田村 恵美

　生きている時間の中で、私たちは様々なことを経験します。こどもを亡くすということは、どんな事実よりももっとも辛い出来事でしょう…。いつもある何気ない普通の生活が、本当にすばらしいということを星になったこどもたちは教えてくれます。一緒にご飯を食べたり、一日の出来事をお話ししたり、泣いたり、笑ったり、怒ったり…そういう普通の日常が輝かしい時間であったことを気づかされます。

　治療の時間は、長く苦しく、辛い時間であったことでしょう。だけれども、そんな辛い治療を乗り越え、一生懸命に生き続けたお子さんとの時間はかけがえのない輝かしい時間であったことと思います。どんな時も笑顔があり、こどもが一生懸命に生きた時間は、いつもそばで見守って支えてくれた家族がいたからできたこと。

　ともにいた時間がいつまでも家族を支え続けるでしょう。

看護師から お父さん・お母さんへ

戦友からの預かり物

新生児集中治療室（NICU）看護師 M

　NICUで長く勤めていると、退院していったお友達の記憶がぼんやりしてしまうことがあります。でも、小さな体で必死に戦って、そしてお空に旅立った子どもたちのお顔やお名前、その姿を忘れたことは一度もありません。

　あの時本当に見送るしかなかったのか、もっと他にできることがあったのではないかと毎日考えながら、それでもほかのお友達のためにも私たちは前を向いて、進んでいくしか方法はありません。

　お父さん、お母さん。後悔も、悔しさも、私たちが全部預かります。だからしばらくの間、あの子のことだけを考えて、ゆっくり休んでください。

　お父さんとお母さんは、NICUにいるあいだ私たちスタッフと一緒に戦った仲間であり、戦友のような気がします。もしまたいろんな種類の感情を背負えるようになったら、NICUにお迎えに来てください。預かっていた気持ちをお返しします。あの子のことを思い出しながら、またたくさんお話ししましょう。

ずっと一緒だよ

訪問看護師　Y

　私たち訪問看護師は「今」を家族で楽しく暮らすお手伝いを
しています。

　6 年前のことです。家族でディズニーランドに行くことを
夢見ていた 1 歳の女の子がいました。しかし病状が悪化し、
夢叶わず旅立ってしまいました。その事が家族と私たちの
心残りでした。しかしその夢は、私達の訪問看護ステーション
にミッキーとミニーが訪れてくれて叶ったのです。女の子の
夢が「カタチ」になって、約150名の子ども達へのプレゼント
になりました。ミッキーの魔法は女の子と家族に届いたの
です。

　子ども達はパパとママが大好きです。子ども達にとっては
家族で過ごす時間、窓から降り注ぐ日の光、ママの笑顔…
全てが一番の幸せです。だからパパとママにはいつも笑って
いて欲しいと思っています。

　家族の中で幸せなその時その夢を、私達はいつも心の中の
宝物としてずっと大切にしていますよ。

チャイルド・ライフ・スペシャリスト*から きょうだいへ

大切なきょうだいのみんなへ

チャイルド・ライフ・スペシャリスト (CLS) C.A. / K.N.

あなたは ひとりではないということを しっていてね。

とても悲しくなるときや、怒りたいとき、怖くなったりするときもあるかもしれない。それも自然な気持ち。いろんな気持ちがあって いいんだよ。誰かに自分の気持ちを話せていたらいいな。

大好きなひとが病気で亡くなったのは、あなたのせいでも家族のせいでも 誰のせいでもないことをしっていてね。

あなたのことを 大好きなひとが まわりに いることをしっていてね。ある女の子は、お母さんから"自分の好きな事をしていいんだよ"と言われて、"きょうだいの分も頑張らないといけない"というプレッシャーが少なくなったと話していたよ。あなたにも、心が軽くなるきっかけがあるといいな。

あなたがどんな事をしていても、きょうだいは心の中にずっといてくれるから、いろんな人に助けてもらいながら、自分の人生を歩んでくれるといいな。

＊ 医療環境にある子どもや家族に、心理社会的支援を提供する専門職

シブリングサポートワーカー*1から
きょうだいへ

たったひとりの大切なあなたへ

NPO法人しぶたね*2 理事長　清田 悠代

　私は病気の子どものきょうだいたちのための団体で働いています。心臓病だった私の弟が亡くなって、もう20年になります。今でも弟が死んでしまった季節が近づくと気持ちがゆれます。あの時こう言っておけばよかった、もっとやさしくしてあげればよかった、会って話がしたいな、いろんなことを考えます。

　この20年の間にたくさんのきょうだいさんに出会い、兄弟姉妹を亡くした子どもたち、大人たちに出会いました。そうして気づいたことがあります。ひとりひとりの中に、ちゃんと亡くなった兄弟姉妹がいて、キラッと輝くその人の魅力になっていること。つらい日や寂しい日があっても、一歩、一歩、自分の人生をなんとか歩いていく、それを亡くなった兄弟姉妹も応援しているんだなということ。

　きょうだいたちが、それぞれのやりかたで大切な人の不在と共に歩いていけるといいなと願います。泣いてもいい、笑ってもいい、どんな時もあなたはひとりじゃないからね。

*1 病気をもつ子どものきょうだいを支援する専門家　*2 病気をもつ子どものきょうだい支援団体

院内学級教師から お友だちへ

明日に向かって

院内学級教師　E

　院内学級で仲間と励ましあいながら勉強に行事にがんばったAさん。最期まで前を向き、高校受験に挑戦したいという希望を持ち続けました。院内学級の仲間との時間を大切にしながら、勉強に取り組んでいましたが、入試が近づいてきても体調はすぐれず、院内で受験をすることになりました。

　制服で受験すると言い、3時間の筆記試験に臨みました。最後の面接では、未来に向けての強い思いを、一生懸命に自分の言葉で伝えました。そのひとことひとことが今でも耳に残っています。それから数時間後、彼女は制服のまま、家族に見守られながら天国へと旅立ちました。

　いつも笑顔でいつも一生懸命だったAさん、未来に向かっての希望が彼女を支え、命いっぱい生き抜きました。

　彼女の思いは今もなお、友の心の中に生きています。これからも笑顔を忘れず、大好きなみんなの心の中で、明日に向かって生きてほしいと願います。

ひとりじゃないよ

院内学級教師 副島 賢和

　昨日まで一緒にいたお友達が学校をお休みした。風邪をひいたのかなって思っていた。先生から入院をしたと聞いた。お見舞いにはいけないと言われたので、みんなでお手紙を書いた。早く治ってね。元気になったらまた遊ぼうねって思っていた。でもなかなか学校には来てくれなかった。とっても心配だったけど、なんとなくその子の話をしていけないのかなって思ってた。

　そんなある日、先生から、お話があった。あの子が亡くなったって。びっくりした。悲しかった。なんで会わせてくれなかったんだろう。だめって言われても、こっそりお見舞いにいけばよかった。こんなことが起きるなんて信じられなかった。

　——どんな感情を持っていてもいいのです。自分の大切な人やものを失うことは本当につらいことです。悲しかったり、ドキドキしたり、イライラしたり、ぼーっとしたり…いろんな気持ちがわいてくるかもしれません。どんな気持ちを感じてもいいのです。気持ちに良い悪いはないのですから。

　その気持ちを言葉にしてください。そして、その気持ちを誰かに聞いてもらってください。怒りは願いです。悲しみは助けてという訴えです。あなたはひとりじゃないのですから…。

医師から 子どもとご家族へ

いつまでも ずっと

小児救急医師 賀来 典之

　私たちがたずさわる小児救急の現場では、どうしても治療が
実らず、亡くなられるお子さまたちがいます。

　私たちはご家族に医学的な事実を客観的にお伝えしないと
いけない立場ですので、落ち着いて私たちのお話を聞いていた
だけるような状況ではないかもしれないと思いながらも、病気
やけがのことはもちろん、私たちと過ごした短い時間の中で
も、お子さまが一生懸命生きて頑張ったことをお話しています。

　しかし、どうしても気がかりなんです。その後のご家族の
みなさま…。私たちは亡くなったお子さまたちのこと、そして
ご家族のことを、忘れることはありません。

　しばらく時が過ぎて、担当医に聞いてみたいことがある、
何か気になることがある、お話されたいことがある…そう
思われることもあるかもしれません。そのようなときは私たち
に声をかけてください。ご家族のみなさまと一緒に歩んでいき
たい…私はそう思いながら、毎日お子さんとご家族に向き合っ
ています。

医師から子どもへ

容子ちゃんへ

小児科医師 細谷 亮太

　容子ちゃん*、久しぶりのママとの暮らしはどうですか？あなたが天国に旅だってから、もう40年近く過ぎたのだと思うたびになんだか不思議だったのです。あなた達はいつもすぐ近くにいてくれるような気がしていたから。

　今年の夏、思いがけなく容子ちゃんママががんで亡くなりました。ご遺言でしたから教会のお葬式で弔辞を読ませてもらいました。その時、40年という時間の長さをあらためて噛みしめました。容子ちゃんの旅立ちのすぐ後にそちらに行ったお友達の啓ちゃん、健ちゃんのママも出席していました。治す事が難しかった時代でした。3人のお母さんは本当に仲良しでしたから、時々あって話をしました。そのうちに同じ悲しみの淵に沈んでいる人達のための会を作ることになったのです。私も毎回参加して、天国にいるみんなの声を聴かせてもらいました。

　私が今まで潰れずに燃えつきることなく小児科医としてやってこれたのも、容子ちゃんやお友達の応援のおかげです。心からありがとう。

＊ 容子ちゃん：筆者が一般病棟で最初に診断した白血病の女の子。6歳。

悲しみとともに

看護師 / 大学教員（小児・家族看護学） 濵田 裕子

グリーフ（悲嘆）を知ること

　私の最初の喪失体験は小学生のとき、親戚の赤ちゃんの死でした。その赤ちゃんを目の前にしたとき、言い知れぬ悲しさで胸が苦しくなった感覚は今でも忘れることができません。人は人生の中で大切な人やものを失う経験を繰り返し、そのたびに悲しみを経験します。喪失には悲しみだけではなく、時には怒りや不安、混乱、不眠などさまざまな感情や反応を伴うと言われています。このような喪失体験に対する反応はグリーフ（悲嘆）と呼ばれ、多くの研究が積み重ねられています[1]。最近では大切な人を見送られた遺族へのグリーフケアの必要性も少しずつ認識されるようになってきました[2]。

　死生学を日本に導入されたアルフォンス・デーケン氏は、悲嘆のプロセスを12段階[3]で説明しています。①「精神的打撃と麻痺状態」、②「否認」、③「パニック」、④「怒りと不当感」、⑤「敵意とうらみ」、⑥「罪意識」、⑦「空想形成、幻想」、⑧「孤独感と抑鬱」、⑨「精神的混乱と無関心」、⑩「あきらめ、受容」、⑪「新しい希望」、⑫「立ち直りの段階」です。しかし、すべての人がこれらの段階を通るわけでも、順序通りに進行

するとも限らないと補足し、ただ、多くの人が何も知らずに落ち込んでしまうので、「こう感じるのは誰にでもあることだ」と知っておくことは、前に進みやすくなるだろうと述べています。

　また、米国の心理学者ウォーデン氏は、主体的に悲嘆に取りくむことが大切で、遺族は ── ①喪失の現実を受け入れること、②悲嘆の痛みを消化していくこと、③故人のいない世界に適応すること、④新たな生活（人生）を歩みだすなかで、故人との永続的なつながりを見出すこと ── この4つの課題に向き合うと述べています[4]。

　一方で、喪失の悲しみにある人が対処する様子を、日常生活経験の中で大切な人の死そのものに対する「喪失志向」と二次的な変化に対する「回復志向」との間を揺らぎながら、行ったりきたりするという二重プロセスモデルも発表されています（図1）[5]。

　これらの考え方は、自分の状況を知るための手助けになる場合もあれば、逆に違和感をもつ方もいらっしゃるかもしれません。大切な人を亡くす悲嘆は個人的で唯一無二の体験で、一人ひとり指紋のように違うものであり、あてはめることなどできないのも事実だと思います。

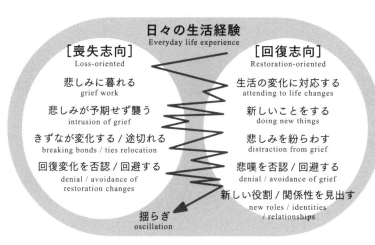

（図1）死別への対処の二重プロセスモデル
Stroebe,M.&Schut,H.The Dual Process Model of Coping with Bereavement:Rationale and
Description.Death Studies23:p213,1999 より引用（筆者訳）

　一人ひとりの悲嘆は特有の体験であっても、悲しみを抱え
ながら日々の暮しに向き合い、揺らぎながら、悲嘆に向き
合う姿は、共通する経験のようにも思えます。

悲しむということ

　大切なことは、喪失から目をそらさず、悲しみを悲しみ
抜くことのように思います。時間が経っていない方は、何も
する気になれず、部屋に閉じこもってしまうこともあるかも
しれません。同様の体験をされたお母さんは、流れに身を

まかせて、自分のしたいように、自分自身のペースで悲しむことが大切と言われています[6]。私もそう思います。一人ひとり、捉え方やお子さんとの関係、家族のありようも違いますから、どれがよくて、こうしなければならないということはないように思います。

　あるお母さんは、最初の一年とても頑張り過ぎてしまい、そのあと、とても苦しくなってしまったとお話しくださいました。ご自分のことなど、考えられないかもしれませんが、できることならば、ご自分の心と身体を労らえるとよいのではないかと感じます。

　中には悲しみたくても、きょうだいやご家族のことなどで、時間がとれない方もいらっしゃるかもしれませんが、少しずつでも自分の悲しみ方を見つけられるようにと願っています。手助けしてくれる人が周囲にいる場合は、甘えても良いように思います。

　日常生活に追われてやっと一日を終え、気を紛らわせることでどうにかやり過ごせる方、周囲に頼ることが難しく感じる方にも、自分の大切な人を想うように、ご自身を大切にしていただいて、自分なりの方法で、悲しみを含めた自分

の心を大切にしていただけたらと感じています。

　ご家族から教えていただいたことは、お子さんの姿は見えなくても、その関係は決して終わることはなく、紡ぎ続けられていくということです。この本に参加してくれたご家族もそのことを教えてくださいました。そして私たちも、子どもたちとの出会いをいただき、ご家族ともつながり続けることができます。見えないけれど、お空の子どもたちがつなげてくれて、私たちにとても大切なことを教えてくれていると感じます。「本当に大切なものは目にはみえないんだよ！」お空の子どもたちが星の王子さまのように、伝えてくれているのかもしれません。

寄り添うということ（周囲の方へ）

　ご家族から教えていただいたことでお伝えしたいことは、お子さんのいない現実を受け入れたとしても、悲しみは乗り越えるものでも、乗り越えられるものでもないということです。年月を経て、悲しみの質は変わったとしても、悲しみと共に生きていく。

　子どもを亡くした悲しみは、亡くした人にしかわからない

とも言われます。周囲の人が慰めようとしてかけた言葉が、逆に傷つけてしまうこともあるように思いますが、この本質、悲しみは乗り越えられるものではないことを知っておくだけでも違うかもしれません。ガラスのように傷つきやすい心のときには、言葉よりも、むしろ気に掛けてくれていると感じられることの方が大切かもしれません。悲しみのただ中にあるときには、日常の細々とした事をさりげなく代わりにしてくれることで救われるかもしれません。

　私たちは、相手のことを完全にわかることなどできないことを自戒しながら、それでもなお、わかりたい、寄り添いたいと心を傾けることしかできないのかもしれません。だけれども、その気遣いや配慮が時にはやさしく染み入るように入っていくこともあるように思います。

引用文献
［1］坂口 幸弘『悲嘆学入門 －死別の悲しみを学ぶ』昭和堂　2010
［2］広瀬 寛子『悲嘆とグリーフケア』医学書院　2011
［3］アルフォンス・デーケン『よく生き よく笑い よき死と出会う』新潮社 2003
［4］J. W. ウォーデン（著）、山本 力（監訳）『悲嘆カウンセリング：臨床実践ハンドブック』誠信書房 2011
［5］Stroebe, M. & Schut, H.：The Dual Process Model of Coping with Bereavement: Rationale and Description. Death Studies23:197-224, 1999
［6］Farewell, my child：Child Bereavement Charity13-21,2008

参考文献　小此木啓吾『対象喪失 悲しむということ』中公新書 1979

天使ママたちの座談会

書籍紹介

参加してくれた子どもたち

天使ママたちの座談会

日々の暮らしの中では、悲しみや大切な思い出は心の奥底にしまいがち。本当にしたい話をする機会も知りたいことを聞く機会もなかなかないもの…。同じような深い悲しみを経験した5名のお母さんによる座談会。わかり合えることも多く、お話が弾んだようです。

> ## 「何人家族？」
> ## 「お子さんは？」
> ## と聞かれたら…？

聞き手「何人家族？」って聞かれたら、どう答えます…？

Aさん ああ、ありますよね。最初の関門。女同士、必ず話題になりますもんね。

Bさん そう、つい最近同じような境遇のお母さんに聞かれました。その方、今もう下の子がいらっしゃるんですけど、「一番上の子なの？一人なの？」とか聞かれたときに、仲のいい友だちには話してもいいけど、当たり障りのない付き合いの場でどういうふうに言うべきか…みたいな。

Cさん それ難しいですよね。

Bさん なんかね、馬鹿正直に話して根掘り葉掘り聞かれたりしたくない…。

聞き手 以前、あるお父さんが「今は〇人です」って言う方法を思いついたって言っていましたね。

Bさん 私も使い分けています。「今は〇人です」っていうときもあれば正直に（亡くなったと）言うときもあるし。職場とかで妊娠している時期を見ている人には、「二人もいるのにたいへんだねー」とかって最近も言われて（笑）。そこでわざわざ一個一個否定するのもなんか違うし…。まぁいるっちゃいるし（笑）。

全員 ですよねーそうそう！

Cさん　特に一人っ子とかの場合は、「いない」って言ってしまったら、「子どもがいる大変さ知らないだろう？」みたいな感じで思われるから凄くイヤで。

Dさん　どうするんですか？　言わないんですか？

Cさん　やっぱりケースバイケースで、言うときもあるし、笑って流すときもあるし。大分慣れてきましたけどね。最初はムキになってました（笑）。

Dさん　世間の人って一応聞くけど、あんまりその後は気にしない。（亡くなったことを）言ったはずなのに「子どもさん何歳でしたっけ？」とか聞かれたことあるし。

Aさん　やっぱり傷つきますよね。ちゃんと話したのに忘れられてもつらいけど、逆にすごく慰められるとそれもちょっと…。

Cさん　この間、架空にいる存在にしたんですよ。架空に架空を積み重ねて一週間（笑）。家に帰ったら本当にいるような気がして（笑）。

Aさん　私なんかバーチャルの世界を構築しないともう本当に生きていけない感じだった。直後は特に。で、今はもういるという風な気持ちでいるんですよね。そういうときに言う言葉は、「今手が離れましたけど」。これだといいじゃないですか（笑）。

Bさん　いい案です！

Cさん　ああ、そうかそうか、なるほど。

Aさん　この世でお世話をしていた時期だけじゃなく、今からも成長していく。今日もみんなの前で話して思い出が増えてまた一つ成長があり…。だから日々成長している。

Cさん　ああ、そんなふうに考えればいいのか。すごい収穫！

Aさん　本当にいろいろ考える。妄想する中で。いずれはみんな子どもたちが手を離れる。成長して、成人

したりする。だいたい高校くらい
から反抗期で離れていく。だから
その時期が少し早めにというか。で、
まぁ、この世とあの世でいる所も違
うけど、きっと傍にいるし。…と
いうふうに考えて日々暮らしてお
ります（笑）。

Cさん 素晴らしい！

周囲の子どもに
どう伝える？

Eさん 保育園の先生から聞いたん
ですけど、うちの下の子がお友だち
に「お姉ちゃんがいる」と話して
いたみたいなんです。

聞き手 そうですよね、妹さんに
とって大きな存在として確かにいる
わけだし…。

Eさん そうなんです。お姉ちゃん
がいるお友だちと、「うちのお姉
ちゃん8歳だよ」「うちもだよ」と

話しているのを聞いた先生が戸惑っ
て、「どう説明していいですか？」
と私に聞いてきたんですけど、私
にとっては「そりゃそうだ」という
感じなので「そうだよねって聞い
てあげてください」って答えたん
ですけど。

Aさん 保育園の先生にそういうこ
とを聞かれるっていうのは、やっ
ぱり子どもが亡くなるというのは
あまりないことだから、どう接し
ていいのかわからないという人が
多いってことですよね。

聞き手 世の中の人に、亡くなっ
てしまう子どももいるってこと、
腫れ物のような扱いをして欲しく
ないし、その子をいなかったこと
にしたくない家族もいるってこと、
知ってもらえたらいいですよね。

Eさん うちの子が亡くなったとき、
娘と同い年のいとこがすごく
ショックを受けたんです。もう、
現実を受け止められないっていう
感じ。思い出すから、もう家には

二度と遊びに行きたくない。それだけじゃなくて、泣いて学校にも行けないときもあって。

聞き手 大好きだっただろうし、自分と同じ年頃に子どもが亡くなるというのがね…。

Eさん 子どもに対してどう話していいかというのはすごく難しいところなんですけど、私は「そのままそういう気持ちを持っていてもいいよ」っていうことを伝えたいって思ったんですよね。

Bさん 大人だって、そうですよね。どんな感情も持っていいと言われたら楽になる…。

Eさん 悲しいことって悪いことではないですからね。当然の感情だから、ちゃんと悲しまなきゃいけないし、現実を受け入れたくないという感情も当然だし…。

Dさん 大人だって死ぬのは怖いですよね。でもその先に穏やかな世界があると思ったら、穏やかにもなれる。

子どもたちにもそういう捉え方に気づいてもらえたら、怖いだけではなくなるというか…。

Eさん うちは子どもが亡くなった後に、学校のお友だちに手紙を書いたんですよね。お友だちにとって、死が怖くて悲しいだけのものとして残るのが嫌で。娘が旅立った日は運動会だったから「病気で動けない身体じゃなくなって、きっといっしょに楽しめるようになったよ。いっしょに運動会を楽しんでいたと思うよ」って。

Dさん そうですよね。死を怖いものとして捉えてほしくないって、そこは伝えてあげたいですよね。

お骨はお傍に置いているのですか？

聞き手 皆さんは、お骨をお手元に置かれているんですか？

Aさん 子どもの場合はやっぱりほとんど傍に置いているんじゃないかな？でもたまに納骨してらっしゃる方もおられますよね。

Eさん Dさんは納骨されたんですか？

Dさん 1年目で納骨しましたね。最初はしないと思っていたけど、私の場合は納骨することで「また一歩」って思うようになれたと思います。

聞き手 そこもね、ご家族それぞれなのでこうしなければならないっていうのはないっていうことですよね…。

Eさん どのタイミングでするかとかもそれぞれですよね。

Aさん いや、それは本当悩みましたよ。どんなことをしたらいいのかも。私も調べまくりましたね、その当時。

Dさん 人それぞれだし、他では話せないから、子どもを亡くしたお母さんたちで集まると、こういう話題は結構でますね。

Eさん あと、お骨もカビるっていう話がでたりですね（笑）。

Cさん あれ、あれ入れとけばいいですよ。お菓子の…。

Eさん そうそう、乾燥剤ですよね。

Bさん でもあれ、定期的に替えないといけない。

Aさん そうなんだ！考えもしなかった。もう遅いかもしれない…。

Bさん うちは、もうカビてます。

Eさん ほんとですか？？

Bさん 私、実は欠片をずっと毎日持ち歩いて…というか、いつも一緒にいて。旦那が知って「俺も」って言いだしたから、見るのもつらいって感じだったんですけど、ちょっと意を決して久しぶりに開けてみたら、この（お骨についてる）

緑色は…って（笑）。

聞き手 そんなの、どこにも書いてないですもんね。お骨にカビが生えるなんてね。

Aさん 今聞いて衝撃を受けました（笑）。それ早く知りたかった。

Cさん 今からでも間に合うかもしれない（笑）。

Aさん だからまぁ、聞いてしまうとそうならないようにしておきたかったと思いますけど、まぁそれもすべて自然に任せて。カビだって頑張ってカビはカビなりに…。

―笑―

Bさん カビも命！

聞き手 カビも一緒にいてくれてるって思えばいいのかな？

Aさん 悪く捉えなければ。気にされる方なら早めに乾燥剤を入れたりしておけば、白いまんまで。私も一瞬衝撃を受けたんですけど、

でもまぁ自然にあるがままっていうのが一番で…。帰ったら激しく落ち込むかもしれないけど…（笑）。

**それぞれの選択
悲しみの中にも**

聞き手 お骨のお話から思いがけずカビのお話まで聞かせていただいたんですけど（笑）、お骨以外にも、儀式的なこととか、どうするか迷うことっていろいろありますよね。

Dさん 四十九日ってどうしました？

Eさん うちは家族を呼んで食事会をしました。娘が好きだった料理を私がつくって…。次は初盆。どうしようかなと思っていて。

Dさん 一応、仏教の法要の時期に則して、でも自分たちなりのやり方で…という感じ？

Eさん そんな感じです。私たちにこだわりはないんですけど、周りのおじいちゃんやおばあちゃんがいろいろ気にしますからね（笑）。

Cさん うちもいっしょです（笑）。

Eさん でも、日常的に宗教に関わっているわけではないから、宗教的な儀式はなにか違う気がして、うちの場合葬儀も見送る会にしたんですよね。

聞き手 準備が必要だったんじゃないですか？

Cさん 今、「終活」とかいう言葉があるじゃないですか。どんなふうにしたいか前もって考えるとか…。

Dさん でも子どもとはなかなか結びつかないというか…。

Aさん うちはまさにそんな感じで、「あとどのくらいで…」と言われる日がきてしまったから、いろいろと準備もしなきゃとは思っていたけど、受け入れたくないからできなくて…。

Cさん そうですよね…。

Eさん 私の場合は、自分の気持ちに合った見送り方ができないのが嫌で、前もって準備をしたんです。

Aさん 亡くなった後に写真を探したりするのがバタバタで。準備しておけばよかった…とやっぱり思いました。そのときは、どうしてもできなかったんですけど。

聞き手 そうですよね。どんな選択もそれぞれに…。

Aさん 旅立った頃のことを思い出したら、悲しいことばかりではなかったりもして…。うちは最後まで在宅だったんですけど、マンションなのでエレベーターに棺が入らなくて、抱っこして運んだんです。悲しかったけど、嬉しい時間でもあって、最後に抱っこできたなぁ…こんなに大きくなってたんだなぁ…と思って。病状が悪くなって、管につながれたりして、抱きしめることができなかったから…。

Eさん うちも在宅だったんですけど、家で湯灌をしたんですよね。それも、家族で。

Bさん うちもお風呂に入れました。私もいっしょに入ったんです。

聞き手 そうなんですね。

Bさん うちは生まれたときからいろいろケアが必要で、ずっと管につながれていたから、いっしょにお風呂入ったり、できなかったんですよ。抱きしめたり、自由に連れたりすることに憧れていたから、亡くなってからすぐ、管とかモニターとかバーッと外して夫婦で抱きつきました（笑）。

Dさん 自分たちで外したんですか？

Bさん 「スッキリしたねー、もう痛くないねー」って話し掛けたのを覚えています。あんまり思い出すと涙が…。

Cさん 思い出したいけど、思い出したら涙が止まらなくなるから困りますよね。

聞き手 うんうん…。今日は本当にいろいろお話を聞かせてくださってありがとうございました。

Aさん いろいろと話しができて嬉しかったですよね。

Cさん いろいろな思いや考えを知れてよかったです。こうでなければ…ということはないんですよね。

Dさん また集まりましょうね。

Bさん ぜひぜひ！

書籍紹介

　言葉にできなかった自分の気持ちと出会うような本。天使になった子どもたちの思いを届けてくれるような本。本の中に出てくる誰か、本の向こうの誰か、同じように本を開いている誰かとつなげてくれるような本。「空にかかるはしご」の作成にご協力いただいたご家族や私たちが選んだ、おすすめの本をご紹介します。

『このあと どうしちゃおう』 ブロンズ新社
ヨシタケ シンスケ 作・絵

おじいちゃんが遺したノートには、おじいちゃんが想像した死後の世界が…。笑っちゃうほど楽しいあの世。この世のみんなにもまた会える？？ユーモア溢れる作品で人気の作者による「死」をテーマにした、笑って泣ける絵本。子どもと命の話をするきっかけにも。

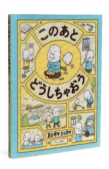

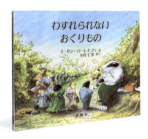

『わすれられないおくりもの』 評論社
スーザン・バーレイ 作・絵　**小川 仁央** 訳

みんなで慕って頼りにしていたアナグマとの別れが訪れた森の仲間たち。悲しみのあまりどうしていいかわからない…。「からだがなくなっても心は残る」。新しく流れる時間の中で、姿が見えなくなったアナグマの思いを受け取っていく、悲しみの中の希望の物語。

『ぐりとぐらとすみれちゃん』福音館書店
なかがわ りえこ 作　やまわき ゆりこ 絵

幼くして天に召された、「ぐりとぐら」が大好き
だった女の子をモデルに生まれたすみれちゃ
ん。絵本の中では立派なかぼちゃを背負って
登場。大好きな「ぐりとぐら」と本の中で
永遠にいきいき生きるすみれちゃんに出会え
ます。かぼちゃの料理がおいしそう！

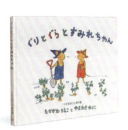

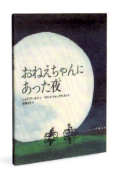

『おねえちゃんにあった夜』徳間書店
シェフ・アールツ 作
マリット・テルンクヴィスト 絵　長山 さき 訳

ぼくが生まれる前に亡くなったおねえちゃんが
現れて、二人で自転車に乗って駆け回る不思議な
夜の物語。「子どものころ、姉に会ったような
気がした。夢ではなく」。作者の経験をもとに
書かれた美しい絵本は、きょうだいの存在の
大きさを伝えています。

『うまれてきてくれてありがとう』童心社
にしもとよう 作　黒井 健 絵

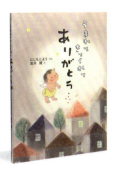

「ぼくのママはどこ？」探し求めて生まれて
くる赤ちゃん。「うまれてきてくれてありが
とう」と、お母さんに抱きしめられる動物の
子どもたち。子どもへの愛情、出会えた幸せ
を開くたびに確かめられるような素敵な絵本
です。やさしい絵と言葉に癒されます。

『ねこのき』クレヨンハウス

長田 弘 作　大橋 歩 絵

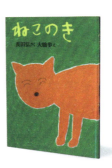

花が好きなおばあさんはオレンジ色の長い
しっぽを持ったねこと暮らしていました。ある
日ねこが亡くなり、おばあさんはお庭に埋め
ました。やがて小さな芽が出て…。詩人の
長田 弘さんが命の環を描いた絵本。あたたかな
ラストにほっとします。

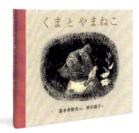

『くまとやまねこ』河出書房新社

湯本 香樹実 作　酒井 駒子 絵

「ぼくたちは ずっとずっといっしょなんだー」
最愛の友だち ことりを亡くしてしまった くま。
暗い部屋にひとり閉じこもっていたくまが、
やがて見つけた新しい時の輝き。大切なもの
を失ってしまった者に、流れる時間が与える
ものを描く感動の絵本。

『かぐやひめ（日本名作おはなし絵本）』小学館

舟崎 克彦 作　金 斗鉉 絵

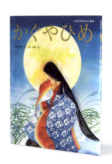

長い間親しまれてきた「かぐやひめ」の物語。
「月の夜には、どうぞ夜空を見上げてくださ
い」。慈しんでくれた家族との別れに心を痛め
ながら、月からの迎えにこの世界を去らな
ければならない姫の言葉。幼くして旅立った
わが子と重ね合わせるご家族も…。

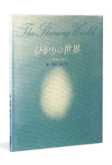

『ひかりの世界』佼成出版社

葉 祥明 作・絵

「あの子から手紙をもらった気持ちになった。空の上での暮らしが想像できたんです」。そんな言葉でご紹介いただきました。愛する子の旅立ちを見送った方、生きる意味や目的を考える方にそっと寄り添い、希望のひかりを見せてくれる絵本です。

『なみだ』ドン・ボスコ社

細谷 亮太 作　**永井 泰子** 絵

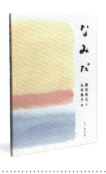

「あの子は私のいのちだった」。わが子に先立たれ、どんなにつらくても人生は続いていく。なみだの向こうに見える景色は静かに移り変わっていく…。小児科医としてたくさんの子どもたちやご家族を見つめてきた細谷先生による、やさしくて美しい絵本。

『華蓮ちゃん さいごの家族旅行
「いのちのバトン」をみなの手に』農文協

國森 康弘 写真・文

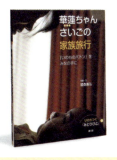

脳腫瘍を患った華蓮ちゃん。放射線治療と抗がん剤治療を終えて自宅療養し、家族旅行を目標に生き抜きました。その姿を「いのちの有限性と継承性」を探求する写真家がやさしい眼差しで捉えた写真絵本。『いのちつぐ「みとりびと」』全8巻のうちの1冊です。

『ダギーへの手紙 ―死と孤独、小児ガンに立ち向かった子どもへ』佼成出版社
E. キューブラー・ロス 著　はらだ たけひで 絵　アグネス・チャン 訳

「いのちって、何？ 死って、何？ どうして、小さな子どもたちが死ななければいけないの？」脳腫瘍を患うダギーからの手紙。最期を迎える人たちの心と向き合い続けた精神科医は、いのちと死を包む大きな愛を伝えるために、心を込めて返事を書きます。

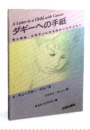

『心が元気になる学校 ―院内学級の子供たちが綴った命のメッセージ』 プレジデント社
副島 賢和 著

赤鼻のクラウンの顔も持つ院内学級の副島先生。先生がひろい集めた子どもたちの言葉から、子どもたちの本当の思いが見えてきます。そっと寄り添うことを教えてくれた、心優しい男の子が書いた詩「ぼくは幸せ」は、幸せの気づき方を伝えてくれます。

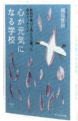

『悲しみがやさしくなるとき ―子どもを亡くしたあなたへ』東京書籍
エリザベス・メーレン 著　白根 美保子 福留 園子 訳

悲しみは乗り越えられるのでしょうか。答えは「ノー」そして「イエス」。元には戻れない悲しみは消えることはない。でも、いつかは押しつぶされず愛と幸せを感じられる日はくる。悲しみの中にある自分を受け止めてもらえていると感じられる本です。

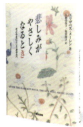

『私たちの先生は子どもたち！─子どもの「悲嘆」をサポートする本』青海社

リンダ・エスピー 著　細谷 亮太 監修　下稲葉 かおり 訳

子どもはどのように悲嘆を表現するのか。
悲嘆の中にある子どもに何が必要なのか。
見落とされがちな、子どもの悲嘆のケアに
関わる人たちに向けられた本です。きょう
だいがどのように感じているのか、どのよう
に接するべきか悩んでいる方の参考に。

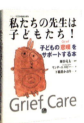

『輝く子どものいのち ～こどもホスピス・癒しと希望～』いのちのことば社

鍋谷 まこと　藤井 美和　柏木 道子 編

子どものいのち、子どものたましいと関わり
たいと活動をする人たちと、精一杯に生きて、
いのちの尊さを伝えた子どもたちのご家族の
思いが綴られています。つらいだけではない、
希望と癒しのあふれる居場所、そこに集まる
人たちの姿が見えてきます。

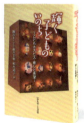

『赤ちゃんの死へのまなざし ─両親の体験談から学ぶ周産期のグリーフケア』中央法規出版

竹内 正人 編著　井上 文子　井上 修一　長谷川 充子 著

「夫婦」が生と死に向き合う中で「家族」になっ
ていく…。赤ちゃんの誕生死を経験した両親
による克明な記録。「赤ちゃんの死をなかった
ことにしない」、大切なメッセージ。共に叶え
ていくべき医療者の思い、ケアのあり方につい
ても丁寧に書かれています。

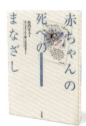

参加してくれた子どもたち

＊1部、2部に掲載の旅立ちからの経過年数は、取材・原稿執筆の時点となります。

12-13 92-95
うえむら りくと
上村 陸翔くん 1歳3ヵ月

陸翔くんは保育園が大好きな元気いっぱいの男の子でした。1歳3ヵ月のときに、少し甘えたような様子を見せながら眠りにつき、突然天国に旅立ちました。原因はわかっていません。その後に生まれ、今では年齢を追い越した妹さんは写真を指して「にぃに」と呼びかけています。

14-15 118-121
さるわたり こう
猿渡 昊くん 6ヵ月

昊くんは、お腹に宿り7ヵ月目に18トリソミーの可能性を告げられました。生まれてすぐに食道閉鎖の手術を乗り越え、ご家族は導尿・口鼻腔吸引・胃瘻のケアを習得してお家に帰りました。3ヵ月後に天国に旅立つまで、ご家族に囲まれて過ごしました。

16-17
おの まほ
小野 真歩ちゃん 5ヵ月

真歩ちゃんは在胎23週、424gの超低出生体重児として誕生。生まれてすぐは状態がよく、ミルクも飲み、大きく育つことを期待されましたが、腸穿孔（腸壁に孔があくこと）を起こし状態が悪化しました。家族や病院スタッフの愛情に守られながら、ちいさな身体で150日間を生き抜きました。

18-19
あさくら ひな
朝倉 陽奈ちゃん 3歳11ヵ月

陽奈ちゃんは6ヵ月のときに心房中隔欠損症がわかり、3歳で手術を受けました。久しぶりの登園後に体調が悪くなり診断がつかないまま状態が悪化。家から離れた病院で闘病しました。小児がんの一種ではないかとの診断から1週間後、ご家族に見送られながら旅立ちました。

20-21 78-81
とくなが うたの
徳永 詩乃ちゃん 3歳1ヵ月

詩乃ちゃんは、出産前に18トリソミーという染色体の病気の可能性を告げられました。生まれることも難しいと言われていたにもかかわらず、3歳まで懸命に生きて、大好きなお父さん、お母さん、お兄ちゃんとお家で楽しく過ごすこともできました。

22-23 86-87
ながさわ あらし
長澤 新志くん 1歳3ヵ月

新志くんはお腹に宿り9ヵ月目に単心室と診断を受けました。生まれてから入退院を繰り返したものの、体重は平均的で、心疾患があるとは思えないほど元気に過ごしていました。「新志」という名前は、お世話もしてくれたやさしいお兄ちゃんが付けてくれました。

24-25
おおうら たくと
大浦 拓人くん　2歳3ヵ月

拓人くんは生後7ヵ月のときに微熱が続き検査を受け、急性骨髄性白血病と診断されました。2回の移植に挑戦したため無菌室で過ごしていた拓人くん。二人のお兄ちゃんとはなかなか会えなかったけど、会えたときには病院の先生が驚くほど明るい表情を見せていました。

26-27
やまおか あつひと
山岡 淳人くん　7ヵ月

淳人くんは、出産時の常位胎盤早期剥離により、産声を上げることなく誕生。低酸素性虚血性脳症と診断されました。医師や看護師たちとの出会いにも恵まれながら、自宅で過ごすこともできました。お姉ちゃんにお風呂に入れてもらうこともあったそうです。

28-29　114-117
さがら ゆずる
相良 柚瑠くん　5歳1ヵ月

柚瑠くんは3歳になる少し前に神経芽細胞腫（小児がんの一種）を発症し、化学療法や放射線療法などの治療を受けました。わんぱくな男の子で、昭和のウルトラマンと怪獣が大好きでした。柚瑠くんの病室には、いつも音のでる絵本のウルトラマンの歌が流れていました。

30-31
きくち そうしろう
菊池 宗志郎くん　7歳9ヵ月

宗志郎くんは3歳でミトコンドリア病と診断を受けました。周囲を癒す笑顔の持ち主で、おじいちゃんたちから「福の神」と呼ばれ、学校では「笑顔を届ける係」をしていました。弟さんと家で遊んだり、外に出かけたりして過ごす中で笑顔に磨きがかかっていきました。

32-35
ないとう しゅん
内藤 駿くん　3歳2ヵ月

駿くんは1歳のときに急性骨髄性白血病を発症。半年の治療を終え2ヵ月後に再発。分類不能型白血病と診断を受けました。半年後に臍帯血移植を受けましたが再々発。つらい絶食で笑顔を失いかけた駿くんでしたが、お母さんの願いもあり、食の喜び、生きる喜びを取り戻しました。

36-37
やひろ だいすけ
八尋 大祐くん　1歳5ヵ月

里帰り出産のために転院した先で、大祐くんに病気の疑いが指摘され、1222gで誕生。小さな体で先天性横隔膜ヘルニア根治術や人工肛門造設術などの手術に耐え、希望と覚悟と大きな愛情をもった両親、最善を尽くす先生、優しい看護師さんたちに囲まれて、毎日成長を見せていました。

38-39 104-107
しおた こうすけ
塩田 皓介くん　6歳10ヵ月

皓介くんは小学校に入って初めての
夏休みに交通事故に遭い、一命を取り
留めたものの、2週間後に天に召されま
した。病院にはたくさんの人が訪れ、
皓介くんが好きだった祈りの歌を歌い
ました。その歌は今でもご家族にとって、
皓介くんを思い出す大切な歌です。

42-43 96-99
いちかわ ななこ
市川 七奈子ちゃん　3歳10ヵ月

七奈子ちゃんは3歳の時に脳幹部グリ
オーマという、脳腫瘍を発症しました。
その後、マスクを使用した放射線療法
や化学療法、厳しい治療に頑張って立ち
向かい、キッズファッションショーに
出演したり、大好きなキティちゃんに
会いに行くこともできました。

46-49 109
ふじまる だいき
藤丸 大輝くん　8歳5ヵ月

大輝くんは小学1年生のときに悪性
リンパ腫という、血液のがんの一種を
発症しました。治療を乗り越え、2年
生になると学校へ戻ることができまし
たが、夏休みの終わりに再発。再び学校
へ戻ることを願いながら、たくさんの
恐竜や鳥の絵を描いて過ごしました。

40-41 108
さ さ りゅうのすけ
佐々 瑠之介くん　1歳5ヵ月

窒息性胸郭低形成と診断され、NICUで
過ごした瑠之介くん。小さなお口いっぱい
にキャンディーをくわえるかわいい姿
を見せていました。3人兄弟の末っ子
の瑠之介くんのことを、お兄ちゃんは
「ちっちゃい体で病気と闘ったから家族
でいちばん強い」と話したそうです。

44-45 88-91
しぎの
信貴野 もなみちゃん　2歳10ヵ月

もなみちゃんは生まれたときから呼吸が
困難で、その後、先天性ミオパチーと
診断されました。退院後に呼吸が止まり
脳死状態になり再び病院で過ごすこと
になりましたが、おしゃれなお母さんが
毎日とってもかわいいお洋服を持って
きて、入院生活に花を添えてくれました。

50-51
よこやま ひろ
横山 寛くん　6歳10ヵ月

寛くんは年長さんのときに横紋筋肉腫を
発症、視力を失いました。入院生活の後、
友だちやお姉ちゃんと妹さん、おじい
ちゃんおばあちゃんたちとお家で楽しい
ときを過ごしました。寛くんはお家が
大好きだったので、旅立ちの日までご
両親が24時間自宅で看護しました。

52-53 74-77
松本 瑠夏ちゃん　7歳11ヵ月
まつもと　る か

瑠夏ちゃんは、5歳のときに横紋筋肉腫
（小児がんの一種）を発症しました。ご
両親は、保育園や小学校のお友だちに
瑠夏ちゃんの様子を伝え続け、退院後
に瑠夏ちゃんが戻る場所を守り抜きま
した。闘病中、「健康は感じないけど幸せ
は感じる」とご家族に話したそうです。

56-59
大場 弘くん　12歳4ヵ月
おお ば　ひろし

弘くんは、年長さんの時に白血病と診断
されました。当時、お母さんには本当の
病名が伝えられていなかったそうです。
長年にわたる苦しい闘病生活にも不満を
言わず立派に生きた弘くんは、ご家族に
とって「強くまっとうに生きよう」と力
を与えてくれる存在だそうです。

100-103
中島 花栄ちゃん　誕生死
なかしま　か え

花栄ちゃんは、出産前に18トリソミー
の可能性を告げられました。花栄ちゃん
は大好きなお父さん、お母さん、お姉
ちゃんとお兄ちゃんに会いたくてお腹
の中で10ヵ月頑張って生き抜きました。
生まれた後は家族みんなにたくさん
抱っこしてもらうことができました。

54-55
福田 華子ちゃん　12歳2ヵ月
ふく だ　か こ

華子ちゃんは、小さなころに肝炎と診断
を受けていました。その後は優しく活発
な女の子に成長し、仲良しのお友だち
と一緒にバレーボールクラブで頑張って
いました。中学の入学式直後に、肝臓が
んと診断され、その1ヵ月後に静かに
お空へ旅立ちました。

82-85
札本 里桜ちゃん　4日
ふだもと　り お

里桜ちゃんは生まれてすぐ、遷延性肺
高血圧症候群と診断されました。生ま
れてからずっと眠り続けた里桜ちゃん
ですが、優しいお父さんとお母さんの
声はちゃんと届いていました。たくさんの
治療を受けながら、4日間の命を精一杯
生き抜いた頑張り屋さんの女の子です。

110-113
江﨑 大登くん　13歳
え ざき　ひろと

大登くんは幼い頃に自閉症と診断されまし
たが、本や駄洒落が大好きで記憶力抜群で
した。成長し、希望に満ちた6年生のとき、
脳腫瘍を発症。学校に戻りたい一心で
苦手な入院や治療を頑張りました。中学に
通えたのは僅かでしたが、お別れには制服
姿のお友だちがたくさん来てくれました。

ご協力・執筆いただいた皆さま

朝倉 奈緒美さん	相良 可奈絵さん	中島 寛子さん	M・Fさん	副島 賢和さん
市川 ともみさん	佐々 佳奈さん	福田 トモ子さん	M・Fちゃん	田村 恵美さん
稲田 双見さん	佐々 潤之介くん	札本 景子さん	T・Uさん	K・Nさん
江﨑 美保さん	猿渡 景さん	松本 亜衣さん	———————	細谷 亮太さん
大浦 浩世さん	猿渡 陽平さん	松本 寛朗さん	阿部 智慧子さん	山下 郁代さん
大場 和代さん	信貴野 千里さん	八尋 咲子さん	江口 尚美さん	豊 奈々絵さん
小野 花歩ちゃん	徳永 律子さん	八尋 由典さん	賀来 典之さん	———————
小野 美登里さん	内藤 真澄さん	山岡 美里さん	清田 悠代さん	藤田 紋佳さん
小野 敬央さん	長澤 蒼志くん	横山 悦子さん	古賀 友紀さん	米倉 亜矢子さん
菊池 みづきさん	長澤 朋子さん	蓬田 純子さん	柴田 和子さん	李 欣璇さん

編集後記

取材・文　今村 育代

　幼いときに父を亡くした私が、最初に神さまに問いかけた言葉は「叶わない願いがあるのはどうしてですか」でした。どんな衝撃にも慣れてしまうことが、どんなに悲しくても生きていけるということが、すごくつらかったです。

　悲しみをどうしても手放したくなくて、ずっといっしょに生きてきました。そんな自分だからできることをずっと探していました。

　今はもう姿が見えなくなってしまった人が、いつまでも与えてくれる幸せがあることを伝えたい。誰もが抱えて生きる物語を見つけて言葉にしたい。かけがえのない人たちが、いつまでも生きられるように。

　天使になった子どもたちの物語を紡いでいると、いつも悲しくて、幸せで、涙が出ました。私が本当にしたかったことを叶えさせてくださったご家族の皆さま、出会ってくれた子どもたち、役目を与えてくださった先生方と里佳さん、ありがとうございました。

デザイン・装画・写真　田中 里佳

　お話をうかがったご家族から、何度か「この悲しみは、子どもを亡くす経験をした人でないとわからないものがある」ということをお聞きしました。たしかに、精一杯思い描いてみても自分で経験していないことは想像の域を出ません。ならば私たちに出来る確かなことは何だろうと考えたとき、それは悲しみと共に今を生きるご家族に「出会う」ことだと思うようになりました。

　私がご家族と出会えたことで芽生えた思いや望みがあるから、ご家族がこれから出会うであろう人々や出来事、その未来に希望を感じています。「悲しみ（グリーフ）」がテーマだと思いながら進めた取材でしたが、実は「愛」についてでもありました。私たちとご家族が出会ったように、この冊子が、いつかどこかで必要としている誰かの手元にそっと届きますように。

九州大学 医学研究院 助教 / 看護師　北尾 真梨

　初めて私が看取りに関わったのは、看護師1年目の年末でした。初めて先輩の後ろで小さな赤ちゃんの入院を受ける仕事をする予定のその日は、初めての蘇生と看取りを経験した日に変わりました。嵐のような処置が過ぎ去ったあと、その小さな赤ちゃんが口から流していた血の色と、ストレッチャーで運ばれてきたお母さんの慟哭がずっと忘れられません。NICU に入れなくなったことも、看護師を続けていけないと思ったことも、何もできない自分の力を呪ったことも、手が震えるくらいの悲しさと悔しさで飲み込まれそうになったこともありました。それでもこうやって、子どもに向き合うしごとを続けていられるのは、旅立ったお友達一人ひとりが私を看護師にしてくれたからだと信じています。

　生まれ育った場所と遠く離れた九州で、またたくさんのお友達に出会えて本当に幸せです。お父さん、お母さん、おばあちゃん、そしてきょうだいのみなさん。お空のお友達に出会わせてくれて、本当にありがとうございました。

九州大学 医学研究院 准教授 / 看護師・保健師
NPO法人 福岡子どもホスピスプロジェクト代表　濵田 裕子

　この本を創るにあたって、1部ではたくさん撮影させていただいた中から1枚を選び、ご家族から伺った物語を添え、2部では限られた字数の中に溢れる思いを収めていただきました。グリーフをテーマにしながら、ご家族の思いを切り捨てることになってはいないだろうか、想いを掬いきれているだろうかと、問いかけながらの1年でした。メンバーの中でも意見が異なることもあり、何度も話し合い、ご家族に確認しながらのプロセスは、グリーフの意味を考え、各々のグリーフを見つめることでもありました。

　たくさんの想いを1冊にまとめることの限界も感じながら、それでも、カタチにすることができたのは、看護師として、また、その後の教育研究活動をとおして、これまで出会った子どもたちやご家族、この本に参加してくれたお子さんとご家族が後押ししてくれていたからのように思います。ありがとうございました。そして掬いきれなかった想いは今後の宿題にさせてください。

この本は、JSPS 科研費「子どもを亡くした家族のグリーフケアの開発 〜語りのアクションリサーチ〜」のプロジェクトの一環で作成し、限定版をご家族や一部の医療機関を中心に配布したものの書籍化です。たくさんの方が関心を寄せてくださり、出版の運びとなりました。あらためて、この本に参加してくださった、すべてのご家族と子どもたち、専門家の方に感謝いたします。また、子どもたちのささやかな希望を支えてくれた企業やブランド、各種団体の皆さまにも感謝いたします。

[監修] 濵田 裕子 九州大学大学院医学研究院 准教授

聖路加看護大学（現 聖路加国際大学）卒業後、淀川キリスト教病院等で看護師、保健師を経て、看護教育に携わる。高知女子大学（現 高知県立大学）大学院修了。専門は小児看護学、家族看護学。病気や障がいがあっても豊かに生活できる社会をめざし、2014年NPO法人福岡子どもホスピスプロジェクトをたちあげ、福岡に子どもホスピスの設立を目指し活動している。

空にかかるはしご
天使になった子どもと生きる
グリーフサポートブック

2017年 9月 20日 初版発行

監修	濵田 裕子
編集	空にかかるはしご編集委員会
	北尾 真梨
	今村 育代
	田中 里佳
発行者	五十川 直行
発行所	一般財団法人 九州大学出版会
	〒814-0001
	福岡県福岡市早良区百道浜 3-8-34
	九州大学産学官連携イノベーションプラザ 305
	TEL：092-833-9150
	URL：http://kup.or.jp/
印刷・製本	祥文社印刷株式会社